U0464551

居家安宁疗护的
护理规范和服务实践指导手册

NURSING CRITERION AND SERVICE PRACTICE
OF HOME HOSPICE CARE MANUAL

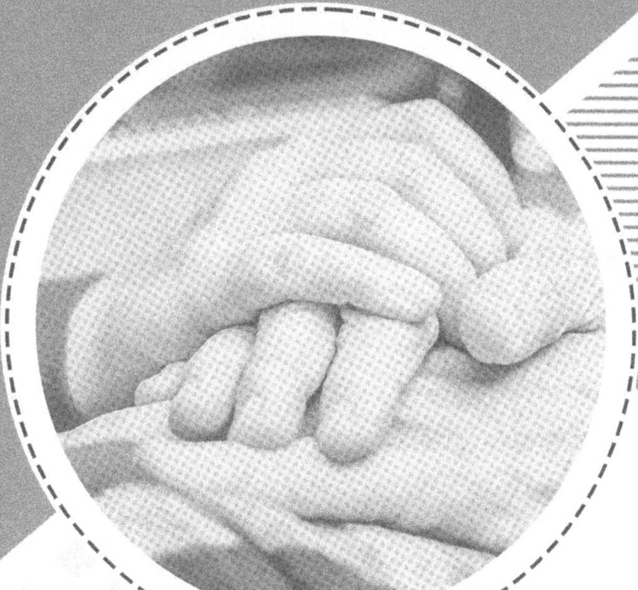

主编　刘素娟　丁　英

江苏大学出版社
JIANGSU UNIVERSITY PRESS
镇　江

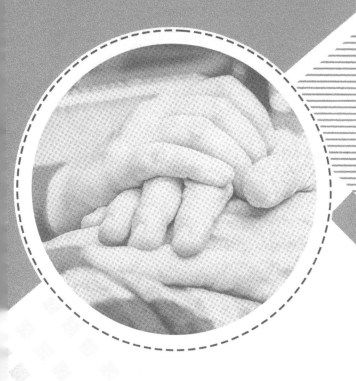

图书在版编目(CIP)数据

居家安宁疗护的护理规范和服务实践指导手册 / 刘素娟, 丁英主编. -- 镇江 : 江苏大学出版社, 2024. 12. -- ISBN 978-7-5684-2395-3

Ⅰ. R473-62

中国国家版本馆 CIP 数据核字第 202456SA81 号

居家安宁疗护的护理规范和服务实践指导手册

Jujia Anning Liaohu De Huli Guifan He Fuwu Shijian Zhidao Shouce

主　　编/刘素娟　丁　英
责任编辑/许　睿
出版发行/江苏大学出版社
地　　址/江苏省镇江市京口区学府路 301 号(邮编：212013)
电　　话/0511-84446464（传真）
网　　址/http://press.ujs.edu.cn
排　　版/镇江市江东印刷有限责任公司
印　　刷/江苏凤凰数码印务有限公司
开　　本/710 mm×1 000 mm　1/16
印　　张/12.75
字　　数/242 千字
版　　次/2024 年 12 月第 1 版
印　　次/2024 年 12 月第 1 次印刷
书　　号/ISBN 978-7-5684-2395-3
定　　价/55.00 元

如有印装质量问题请与本社营销部联系(电话:0511-84440882)

主　审： 范　健　张世强　虞志艳

主　编： 刘素娟　丁　英

副主编： 陈　莺（无锡市江南大学附属医院）
徐英华（无锡市人民医院）
万　霞（无锡市人民医院）
华红霞（无锡市第二人民医院）
钱　源（无锡市江南大学附属医院）

编　委： 强金虎（无锡市锡山人民医院）
孟　芳（无锡市锡山人民医院）
郑广涛（无锡市锡山人民医院）
张美娟（无锡市锡山人民医院）
吴雪梅（无锡市锡山人民医院）
左丽男（无锡市锡山人民医院）
徐　艳（无锡市锡山人民医院）
杨晓文（无锡市锡山人民医院）
蒋美云（无锡市锡山人民医院）
王　静（无锡市锡山人民医院）
王　晨（无锡市锡山人民医院）
吴丽敏（无锡市锡山人民医院）
徐丽丽（无锡市妇幼保健院）
朱凤娟（无锡市锡山区羊尖镇卫生院）
陆敏霞（无锡市锡山区羊尖镇卫生院）
陆志丹（无锡市锡山区羊尖镇卫生院）
管　宁（无锡市锡山区东北塘街道社区卫生服务中心）

前　言

安宁疗护（又称安宁缓和）是指以终末期患者和家属为中心，以多学科协作模式进行实践，为患者提供身体、心理、精神等方面的照料和人文关怀等服务；缓解患者的痛苦和不适症状，提高生命质量，帮助患者安详且有尊严地离世，最终达到逝者安详、生者安宁、观者安顺的目的。2014 年世界卫生组织通过了题为“在整个生命过程中加强缓和医疗作为综合护理的组成部分”的决议，呼吁成员国将缓和医疗正式纳入医疗体系。安宁疗护工作是推动社会公平、和谐的重要因素，大多数国家已经将安宁疗护的普及率作为衡量社会文明程度的标准之一。2022 年，在一项死亡质量指数的国际排名中，中国的死亡质量指数综合排名靠后，我们必须抓紧时间迎头赶上。

国家和政府高度重视安宁疗护工作。2017 年，国家卫生和计划生育委员会（现国家卫生健康委员会）等部门联合印发的《“十三五”健康老龄化规划》中提出：“优化老年医疗卫生资源配置，加强宣传教育、预防保健、医疗救治、康复护理、医养结合和安宁疗护工作，建立覆盖城乡老年人的基本医疗卫生制度，构建与国民经济和社会发展相适应的老年健康服务体系，持续提升老年人健康水平。”随后，国家卫生计生委陆续出台《医疗机构管理条例实施细则》《安宁疗护中心基本标准和管理规范（试行）》《安宁疗护实践指南（试行）》，加强专科的建设和管理，规范服务行为，为推动安宁疗护工作指明了方向。

受传统文化和地方风俗的影响，部分临终老人有落叶归根的心愿，他们有接受居家安宁疗护的需求。基层医院为社区居家安宁疗护提供了可及性条件，国家制定的法规确立了家庭医护团队上门服务执业地点的合法性，为基层医院开展社区居家安宁疗护的巡视护理服务奠定了基础。临终关怀的安宁疗护已成为民生领域增长迅速的新需求。然而，我国每年死亡人数中只有约

1%接受了居家安宁疗护，超过80%的老年临终患者由家属照料，且接受安宁疗护的老年临终患者及其家属对居家安宁疗护的评价较低。现有安宁疗护的医疗资源配置与老年人临终关怀的实际需求存在着巨大的差距，仅靠基层医院开展社区居家安宁疗护，并不能缓解供需不平衡的矛盾，迫切需要制定临床切实可行的居家安宁疗护专业服务实施方案。居家安宁疗护不仅仅是一项医疗关怀工作，它关系着老年临终患者的生命尊严和民众的幸福指数，关乎幸福老龄化目标的实现，更关系着健康中国的建设。

社区居家安宁疗护立足于可及性，给予老年临终患者更多的人文关怀，提高他们的生存质量，既是一种人文关怀，又是实现健康中国的国之良策。因此，建立适合中国国情的基于生命关怀视角的社区居家安宁疗护护理实践模式，更好地响应和落实我国医养结合及安宁疗护相关政策，更好地满足中国老龄化社会背景下越来越多患者的“优逝”和“善终”需求，是我们急需探索和解决的问题。虽然针对居家安宁疗护体系已有大量的理论研究，但居家安宁疗护巡视护理的具体实施方案，即“最后一公里”，仍然处于空白状态，这也是目前居家安宁疗护推广工作中急需解决的难题。

社区居家安宁疗护属于公共医疗卫生服务范畴，专科护士在居家安宁疗护巡视护理服务中，为特定服务对象提供全过程的生理服务和心理关怀特色服务，承担的工作最多，在团队中起到关键作用。目前，基层医院安宁疗护专科护士的服务能力和数量均难以满足社会现实需求，这是社区居家安宁疗护巡视服务可及性和覆盖率较低的重要原因，也是推进社区居家安宁疗护的难点和薄弱环节。从我国现实国情和社区细分市场情况出发，创建具有特色的社区居家安宁疗护护理工作新模式，需要以居家安宁疗护护士的专业特色培训为抓手，提高基层医院专科护士的特色护理专业技能，使基层医院专科护士掌握居家安宁疗护的基础理论、专科知识和护理操作技能，促进基层医院专科护理服务模式向社区细分市场需求转变，推动基层医院居家安宁疗护工作开展，提升专科护士的特色服务水平。将创建特色安宁疗护模式与专科护士的职业生涯发展相结合，推动社区居家安宁疗护护理专业队伍建设，巩固和促进基层医院护理队伍的可持续发展。

本书编写团队编撰的《居家安宁疗护的护理规范和服务实践指导手册》，内容包括社区居家安宁疗护服务模式、服务规范、服务流程、照护规范；患者评估标准、沟通交流和知情同意方案，病程记录和信息存档要求；安宁疗护向基层医院转介的流程、标准和制度；基层医院安宁疗护的基础知识。本书提出了合理可行的居家安宁疗护护理巡视工作规范、居家安宁疗护医疗护理项目、非医疗照护服务项目收费标准，为培训社区居家安宁疗护专科护士创造条件，为推广居家安宁疗护护理技术奠定基础。总之，国内居家安宁疗护护理事业发展机遇是编写本书的内在动因；社区居家安宁疗护巡视护理的标准化、规范化是编写本书的临床要求；满足基层医院居家安宁疗护专业护士对规范化培训教材的迫切期盼是编写本书的责任担当；社区居家安宁疗护护理专业的健康可持续发展是编写本书的现实需要。

本书汇集了编写团队的理论研究成果和实践经验，结合社区居家安宁疗护巡视护理临床实际情况，强调居家安宁疗护现场巡视护理工作的实用性和可操作性，并对护理巡视实施方案、患者评估标准、针对性护理方案及护理服务项目收费标准进行了调整和创新。衷心希望本书能为社区居家安宁疗护专业护士的培训和技术推广贡献一份力量。

本书封面为浅紫色，这是本书编写团队在开展安宁疗护活动时的标识颜色。在日常工作中，我们使用的物资和资料等以紫色为主色调，表达医护人员对临终患者的温馨守护。

由于本书编者的理论研究能力和临床经验积累不足，部分规范和标准尚在多中心协作临床验证和完善中，书中难免存在疏漏和不妥之处。本书编写团队将继续努力，对社区居家安宁疗护巡视护理的实施和推广进行更为深入和系统的研究，在今后的工作实践中对本书不断进行完善。欢迎广大专家和读者批评指正。

刘素娟　丁　英

2024 年 6 月

目 录
CONTENTS

第一章

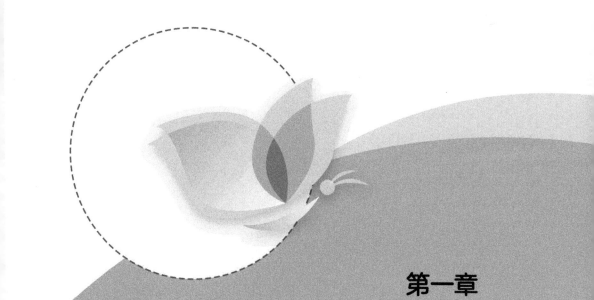

居家安宁疗护团队成员组成及职责

第一节 居家安宁疗护团队成员组成

1. 居家安宁疗护管理中心至少配备 1 名具有副主任医师以上专业技术职务任职资格的医师和 1 名家庭医生。

2. 居家安宁疗护管理中心至少配备 1 名具有主管护师以上专业技术职务任职资格的注册护士和 1 名安宁疗护专科护士。

3. 根据服务对象的疾病情况，安排专科医师定期巡诊，处理各专科医疗问题。

4. 根据服务对象数量，合理安排医生和护士。

5. 按照服务对象的实际需求，配置药师、技师、营养师、心理咨询师、康复治疗师、行政管理人员、后勤服务人员、医务社会工作者、志愿者等。

6. 常规的巡视方式和人员组成依据签约约定执行，有特殊需求的需要预约，并根据专科和出诊人数支付出诊费。

7. 常规的服务分组模式如下：

（1）全科/家庭医生 1 人、安宁疗护专科护士 1 人；

（2）安宁疗护专科护士 2 人；

（3）安宁疗护专科护士 1 人、专业社工/志愿者 1 人；

（4）以上人员 1 人、专科医生 1 人；

8. 专业社工和志愿者由医患双方协商确定，陪同巡视护理人员到场协助工作。巡视护理人员根据患者或家属要求，实施专项照护，服务项目按次收费。

第二节 居家安宁疗护团队成员的素质要求

1. 严格遵守医疗护理相关法律法规。

2. 秉持救死扶伤的人道主义精神，履行维护生命、减轻痛苦、预防疾病、增进健康的服务宗旨。

3. 做到爱岗敬业、尊重患者、诚实守信、遵纪守法、言行慎独、精益求精、团结互助。

4. 拥有健康的体魄、饱满的精神状态，仪容仪表大方朴素。

5. 在人文素质方面，具备稳定的情绪、良好的性格、坚定的意志力、敏捷的思考能力、良好的人际交往能力。

6. 掌握扎实的安宁疗护专科基本理论、基本知识、基本技能，拥有全面的专科知识。

7. 专业素养方面：保持正向思维，拥有积极心态；情绪稳定，性格成熟，具备自我反省能力；具备良好的团队合作能力；勤奋好学，有较强的职业荣誉感；关注患者的生理状况和心理需求；善于沟通，同理心强；重视临床伦理问题，尊重和保护患者隐私。

第三节　居家安宁疗护团队的职责

居家安宁疗护团队的职责见表 1-1。

表 1-1　居家安宁疗护团队的职责

类别	名称	职　　责
团队核心成员	医疗服务	1. 全面体检，作出诊断和生命预期评估 2. 动态评估，制定居家安宁疗护诊疗方案 3. 选择药物，疼痛管理，三阶梯止痛 4. 适度控制并缓解患者症状 5. 书写居家安宁疗护首次病历，记录诊疗重要过程 6. 定期查房，调整医嘱 7. 邀请会诊或提出支援请求 8. 管理全程治疗与护理，安排团队任务 9. 告知家属需要咨询和要求巡视的常见事项 10. 参与家庭会议，提供安宁疗护医疗咨询 11. 建立通信联系方式 12. 定期汇总信息并向后方医院汇报
	护理服务	1. 协助和指导患者出院与转入居家安宁疗护咨询 2. 病案的登记及保存 3. 舒适护理 4. 了解临终患者常见症状，并落实对应的护理措施 5. 记录安宁疗护相关的护理病历 6. 动态评估病情，制定护理计划 7. 参与家庭会议，缓解患者在临终期出现的生理疼痛和不适，并给予情感支持 8. 讲解和教会家属安宁疗护的日常照护流程、技能和注意事项 9. 提供照护和舒缓治疗等方面的咨询 10. 丧亲护理支持，包括患者临终处理和现场处理指导及家属情感支持 11. 建立有效的通信联系方式

续表

类别	名称	职　　责
团队其他辅助人员	社会工作者	1. 定期或事先联系患者及其家属 2. 协调患者及其家属与医护人员的沟通 3. 对患者临终服务过程中的问题提供建议 4. 协助医保报销、贫困患者经济补助申请 5. 安抚和舒缓患者家属的情绪 6. 管理和培训志愿者 7. 工作内容 （1）专注倾听：社工介入先从倾听开始，不对患者的陈述进行批判、分析、建议、说教，用心感受，用同理心理解患者 （2）接纳现状：允许患者有悲痛、恐惧的情绪，用关切的神情、温柔的目光、体贴的动作、得体的语言，营造安全温暖的氛围，使患者逐渐接纳现状 （3）死亡教育，回归平静：帮助临终患者消除内心冲突，使患者感受到亲人一样的关怀。采用舒缓性抚触，使用回归平静的艺术（书法、阅读、朗读、诗歌、音乐、戏曲、拼图）转移患者注意力，使其疼痛和不适症状得到缓解，获得真正的心灵宁静 （4）信仰信念，更多支持：协助日常照护，利用各种社会资源，帮助患者实现完成未了心愿，让患者无悔地走完人生
	中医服务	1. 居家安宁疗护团队中应有中医师，要从理论与实践中挖掘传统中医药文化与居家安宁疗护的契合点，构建有中国特色的居家安宁疗护模式 2. 运用针灸、推拿、刮痧、艾灸、拔罐、传统保健运动、中医情志疗法、五行音乐疗法等有中医特色的治疗方法，治疗临终患者 3. 临床证实颇有成效，能够起到缓解疼痛、改善症状和调整不良情绪的效果，能更好地促进情绪恢复，有效控制痛苦症状，提高生命质量
	药事服务	1. 居家安宁疗护的用药监控与管理 2. 提供治疗与症状控制用药信息 3. 对患者及其家属进行相关的宣教
	心理服务	1. 评估患者及其亲属的心理状况 2. 缓解和疏导心理问题 3. 提供舒缓压力的方法和方案 4. 缓解团队人员的心理压力
	营养服务	1. 根据患者营养筛查结果进行营养评估，营养干预措施落实后定期再评估患者营养状况 2. 根据患者实际情况制定居家饮食方案 3. 根据患者的病情、年龄、身体等情况推荐居家营养处方 4. 对患者及其家属进行饮食营养知识的教育和咨询

续表

类别	名称	职　　责
团队其他辅助人员	康复服务	1. 针对主要症状制定恰当的缓解和康复治疗方案 2. 采取综合性的物理因子治疗、针灸拔罐、推拿按摩等康复治疗措施 3. 定期进行症状缓解评估
	照顾服务	1. 负责陪伴患者做各项检查或治疗 2. 协助洗头、洗澡、口腔清洁 3. 协助患者进行简易肢体运动及给患者按摩 4. 协助患者食物准备与喂食等
	志愿服务	1. 倾听患者的心声及陪伴患者 2. 协助患者完成心愿 3. 协助患者进行简易肢体运动及给患者按摩 4. 增进患者之间的沟通、交流 5. 鼓励患者适当参与文化娱乐活动等

第四节　居家安宁疗护团队成员的培训内容与考核

1. 每年制定居家安宁疗护相关理论与操作培训内容及考核计划。

2. 团队负责人、安宁疗护专科护士、肿瘤专科护士对团队成员进行授课。

3. 培训内容主要包括安宁疗护相关规范、制度及流程，安宁疗护实践指南，安宁疗护的最新相关政策或指导意见、常用操作技术等。

4. 对居家安宁疗护团队成员的培训采取集中业务学习、护理查房、自学等方式。

5. 对居家安宁疗护团队成员的考核采用口头、笔试、临床个案追踪等方式。

6. 每位团队成员均须经过培训，且考核合格后方可开展工作。

7. 每年邀请省、市级安宁疗护委员会成员进行指导授课。

8. 不定期选派团队成员参加国家、省、市级组织的安宁疗护主题培训，并将学习的前沿知识分享、传递给团队其他成员。

第二章

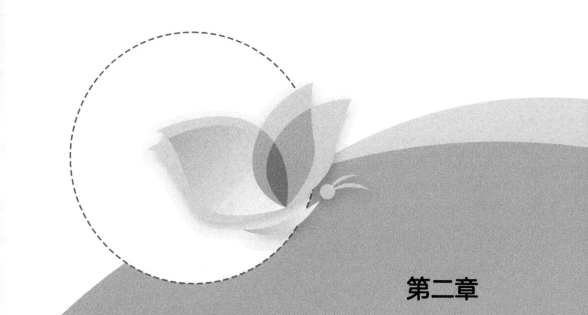

居家安宁疗护巡视护理工作规范

第一节 居家安宁疗护巡视护理日程及时间安排

1. 社区医院成立居家安宁疗护服务管理中心。

2. 根据市场需求组建居家安宁疗护团队，统一安排每次巡视出诊的医护人员。

3. 依据签约约定，管理中心统一安排居家安宁疗护巡视护理服务。

4. 居家安宁疗护团队与患者或家属（委托人）签订服务协议和知情同意书，并告知服务内容、流程、注意事项、收费服务项目及价格标准。

5. 巡视护理服务每周 1~3 次，具体根据患者的情况和需求进行安排。

6. 常规巡视服务时间为 8：00~17：00，若患者有特殊需求，则根据实际情况确定。

7. 在接到已签约患者急诊请求后，管理中心应记录时间，根据情况统一安排专科医护人员到现场，响应时间应在 1 小时内，通常不超过 2 小时。

8. 巡视服务结束后，服务人员详细记录医疗护理处置方法和结果，并告知家属，填写居家安宁疗护巡视护理记录单。

9. 医院安宁疗护病房专业技术小组负责向居家安宁疗护管理中心提供技术支持。

第二节 居家安宁疗护巡视护理工作内容

1. 联系患者或其家属，指导其做好相应的准备工作。

2. 做好物资、耗材的准备事宜。

3. 对患者的情况进行全面评估：

（1）医疗方面评估：进行患者病情评估、风险评估、患者生存期预判等。

（2）护理方面评估：依据护理程序评估患者当前存在的问题，给予针对性护理措施。

（3）安宁疗护方面评估：评估患者的症状、舒适照护、心理支持及人文关怀方面的评估。

4. 确定患者需要的诊疗要点、护理问题，制定诊疗、护理计划。

5. 根据医嘱和安宁疗护实践指南，落实各项诊疗、护理措施。

6. 评价患者护理问题是否得到改善。

7. 建立患者居家安宁疗护个案，做好记录。

8. 指导患者及其亲属掌握居家护理的方法和技巧。

9. 与患者或其亲属保持沟通，告知每次服务的完成情况、服务中存在的问题、注意事项，并确定下次巡视护理的时间。

第三节　居家安宁疗护巡视护理前准备工作规范

一、巡视前准备工作

1. 物品准备，提前与巡视对象进行电话沟通，确定巡视时间和需要携带的医疗物品。

（1）仪器：血压计、体温计、血糖仪等。

（2）药品：遵医嘱准备补液、镇痛药、换药用药品等。

（3）医用卫生材料：输液用棉签、止血带、胶布、输液器；注射用注射器；中心静脉换药包、导尿包、胃管、引流袋等；医用废物袋。

（4）消毒液：安尔碘、碘伏、医用酒精、快速手消毒液。

2. 提前做好患者及其亲属的流调工作。

3. 个人准备：穿工作服，戴工作帽，佩戴口罩，戴鞋套，必要时佩戴手套及其他防护用品。

4. 人员准备：管理中心合理安排巡视人员组成护理小队。

5. 环境准备：温度保持在15℃～25℃，每日通风2次，每次不少于30分钟。

6. 准备好记录表单（居家安宁疗护巡视护理记录单）。

7. 向患者及其亲属提供宣传教育资料，供他们学习。

二、巡视护理服务流程规范

1. 巡视前通过电话或微信联系服务对象及其亲属，确认服务对象居家疗护的需要。

2. 确认服务时间、服务对象地址，提前规划交通路线。

3. 检查、核对医嘱，确认治疗使用的仪器和用品是否匹配，物品是否齐全。

4. 轻轻敲门（敲门或按门铃时频率轻且慢）。

5. 穿医院工作服，介绍身份及服务目的（出示医院的证明，介绍自身身份及预约安排的护理项目），核对巡视护理相关信息，如有任何疑问，应及时联系后方医院，核对并确认信息。

6. 自带鞋套并更换。

7. 进门后随手关门，妥善放置护理治疗设备和用品。

8. 确保护理治疗环境清洁且室温合适。

9. 在进行常规护理前全面评估并记录患者的情况。

10. 发现需要处理的急性与亚急性症状时，及时将情况汇报给医生安排诊治，或请医生到场急诊处置。

11. 当患者出现临终表现时，应启动针对性应急处置并将情况汇报给团队。

12. 准备合适的护理操作台，检查其可靠性和安全性，在进行护理前，应事先征得患者或家属同意，必要时做好相应约束。

13. 规范洗手，检查护理操作环境，确认预防污染或感染的措施到位。

14. 根据规范化流程实施居家安宁疗护的常规护理操作。

15. 在实施各种非常规护理操作前，要再次核对和确认医嘱与护理方案。

16. 检查留置针、导管和造口维护情况，并进行相应维护处理。

17. 对于卧床患者要重点观察易发生压力性损伤部位，确认有无下肢血栓形成，并教会患者及其亲属预防措施。

18. 检查镇痛药物存放、使用情况，并向患者及其亲属告知注意事项。

19. 如有仪器设备护理治疗，应核对和确认仪器功能是否正常。

20. 巡视护理结束后，让患者或其亲属进行评价，记录处置结果，让患者或其亲属签字确认。

21. 确认下一次巡视护理的安排和相关事项。

22. 填写下次巡视护理所需仪器设备和耗材用品准备表。

23. 如巡视护理需要与其他班组衔接，应落实交接工作。

24. 如需拍照，要提前取得患者或其家属的同意。

第四节　居家安宁疗护工作质量与安全管理制度

居家安宁疗护质控管理体系要加强巡视护理的质量控制，严格按照服务规范和指南执行，定期对居家安宁疗护服务规范实施情况进行质控，并针对存在问题进行持续性改进。

1. 建立居家安宁疗护质控管理体系，形成居家安宁疗护管理中心、社区居家安宁疗护团队、居家安宁疗护小组的三级管理模式。

2. 每年制定切实可行的质量年度管理目标、质控计划、质控督查安排；组织修订居家安宁疗护质量标准及评价标准，定期进行效果评价。

3. 居家安宁疗护质控组以居家安宁疗护服务质量评价量表为依据，定期对居家安宁疗护技术操作、诊疗规范、服务流程、病例讨论、转诊会诊、文件书写、消毒隔离、手卫生、护理治疗等方面进行质控与监管；根据国家卫生计生委办公厅 2017 年印发的《安宁疗护实践指南（试行）》开展工作，从症状控制、舒适照护、心理支持及人文关怀 3 个大方面 36 个小项目的针对性护理内容进行评价考核。

4. 居家安宁疗护质控组每月对居家安宁疗护质量进行检查、评价、反馈并提出改进措施，对存在的高频问题、一级和二级不良事件进行分析并提出改进措施，追踪改进效果。

5. 加强质量培训教育，强化质控意识，组织团队人员参与质量管理。

6. 加强对全体护理人员的质量与安全管理教育，树立质量安全意识，让其参与质量与安全管理。

7. 定期开展护理安全教育和相关法律法规教育，提高护理人员的法律意识和自我保护意识，强化护理风险管理意识。

第五节　居家安宁疗护服务质量评价量表

居家安宁疗护服务质量评价量表见表 2-1。

表 2-1 居家安宁疗护服务质量评价量表

医护人员对患者的照护				
1. 您认为患者的个人卫生需求得到了满足	□非常同意	□同意	□不同意	□非常不同意
2. 您认为患者的需求及时得到了满足	□非常同意	□同意	□不同意	□非常不同意
3. 您认为医护人员一直非常尊重患者并维护其尊严	□非常同意	□同意	□不同意	□非常不同意
4. 您认为患者在临终的最后几天一直处于安详状态	□非常同意	□同意	□不同意	□非常不同意
5. 您认为医生提供的服务非常好	□非常同意	□同意	□不同意	□非常不同意
6. 您认为护士提供的服务非常好	□非常同意	□同意	□不同意	□非常不同意
7. 您信任所有向患者提供服务的医生和护士	□非常同意	□同意	□不同意	□非常不同意
患者的症状控制和管理				
8. 患者是否出现疼痛	□一直有	□经常有	□偶尔有	□没有症状
9. 医生和护士提供足够的帮助缓解疼痛	□一直帮助/没有症状	□经常帮助	□偶尔帮助	□没有帮助
10. 患者是否出现呼吸困难	□一直有	□经常有	□偶尔有	□没有症状
11. 医生和护士提供足够的帮助缓解呼吸困难	□一直帮助/没有症状	□经常帮助	□偶尔帮助	□没有帮助
12. 患者是否出现恶心/呕吐	□一直有	□经常有	□偶尔有	□没有症状
13. 医生和护士提供足够的帮助缓解恶心/呕吐	□一直帮助/没有症状	□经常帮助	□偶尔帮助	□没有帮助
14. 患者是否出现喉鸣音并感到痛苦	□一直有	□经常有	□偶尔有	□没有症状
15. 医生和护士提供足够的帮助缓解喉鸣音	□一直帮助/没有症状	□经常帮助	□偶尔帮助	□没有帮助
16. 患者是否出现躁动	□一直有	□经常有	□偶尔有	□没有症状
17. 医生和护士提供足够的帮助缓解躁动	□一直帮助/没有症状	□经常帮助	□偶尔帮助	□没有帮助
18. 患者是否出现便秘/腹胀/腹泻	□一直有	□经常有	□偶尔有	□没有症状
19. 医生和护士提供足够的帮助缓解便秘/腹胀/腹泻	□一直帮助/没有症状	□经常帮助	□偶尔帮助	□没有帮助
20. 患者是否出现排尿困难	□一直有	□经常有	□偶尔有	□没有症状
21. 医生和护士提供足够的帮助缓解排尿困难	□一直帮助/没有症状	□经常帮助	□偶尔帮助	□没有帮助

续表

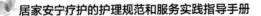

22. 患者是否出现水肿	□一直有	□经常有	□偶尔有	□没有症状
23. 医生和护士提供足够的帮助缓解水肿	□一直帮助/没有症状	□经常帮助	□偶尔帮助	□没有帮助
24. 患者是否出现皮肤破溃	□一直有	□经常有	□偶尔有	□没有症状
25. 医生和护士提供足够的帮助缓解皮肤破溃	□一直帮助/没有症状	□经常帮助	□偶尔帮助	□没有帮助
26. 您经常参与患者最后几天的照护和治疗	□非常同意	□同意	□不同意	□非常不同意
27. 医护人员向您清楚地解释过患者的病情和可能出现的症状	□非常同意	□同意	□不同意	□非常不同意
28. 您有机会和医护人员讨论您的焦虑或恐惧	□非常同意	□同意	□不同意	□非常不同意
29. 医生和护士基本上满足您和患者的精神需求	□非常同意	□同意	□不同意	□非常不同意
30. 在患者去世之前，医护人员告诉过您患者即将去世	□非常同意	□同意	□不同意	□非常不同意
31. 患者去世以后，医护人员告知过您接下来要做什么	□非常同意	□同意	□不同意	□非常不同意
32. 患者去世以后，医护人员提供足够的帮助来缓解您的悲伤情绪	□非常同意	□同意	□不同意	□非常不同意
33. 您对团队的整体服务非常满意	□非常同意	□同意	□不同意	□非常不同意
注：评价量表共 3 个维度，33 个条目，采用 Likert 4 点计分法，其中条目 8、10、12、14、16、18、20、22、24 为反向计分条目，总量表得分越高，表明护理质量越高。				

第三章

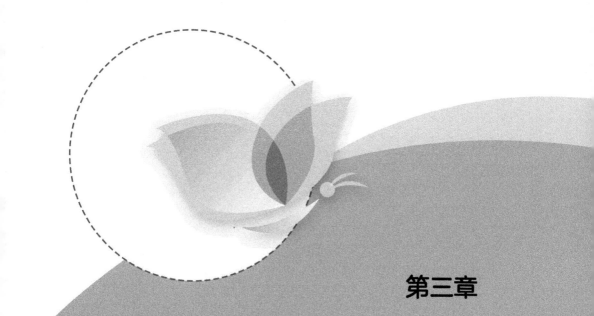

居家安宁疗护服务模式

第一节　居家安宁疗护的收治和准入标准

目前，我国尚未对安宁疗护的准入标准形成统一规定，致使准入过程混乱，安宁疗护资源未能得到有效利用，严重影响了安宁疗护的服务质量和推广应用。制定合理的安宁疗护准入标准，可帮助医护人员识别出应转入安宁疗护服务的患者，是推动安宁疗护发展的基础。安宁疗护准入是指经过一定的评估过程，决定是否启动安宁疗护服务，以及患者能否进入安宁疗护机构的相关规定。目前已有一些国家建立了安宁疗护准入系统，并在长期的实践中不断对其进行完善。美国国家安宁疗护协会不仅编制了适用于多数疾病的通用指南，还编制了艾滋病、慢性阻塞性肺疾病、阿尔茨海默病、心血管疾病和肾脏疾病等重大疾病和慢性病的特殊准入指南。

一、收治标准

关于安宁疗护时间界限的问题，学界尚无统一的标准。英国学术界以预期生存期 1 年为临终期。美国学术界认为临终期是预期生存期不超过 6 个月，且患者或其亲属表示不再接受延长生命治疗。日本学术界则将只有 2~6 个月存活期的患者界定为临终患者。目前，我国安宁疗护医疗资源和服务紧缺、供不应求，多数医院的安宁疗护病房不得不提高准入门槛，只接受预期生存期为两周以内的临终患者。患者及其家属必须认同安宁疗护理念，不过度治疗，医院只给予患者需要的症状管理、疼痛控制、人文关怀，让临终患者安详地度过有尊严和有品质的生命最后时期。

国家卫生计生委（现国家卫生健康委员会）在 2017 年发布的《安宁疗护中心基本标准（试行）》中对安宁疗护机构进行了定义。依据其定义，目前我国正在推行和试点的安宁疗护是指为疾病终末期患者在临终前通过控制痛苦和不适症状，提供身体、心理、精神等方面的照护和人文关怀等服务，以提高生命质量，帮助患者舒适、安详、有尊严离世的医疗服务。这一定义与 1990 年世界卫生组织所定义的安宁疗护基本一致，其核心要义在于：第一，安宁疗护所适用的主体应为“疾病终末期患者”，即医学上已经判定在当前医学技术水平条件下治愈无望、估计在 6 个月内将要死亡的人。至于此处所述的终末期具体是指多长期限，则需依具体情况而定。通常广义的“终末期”不会超过 6 个月。广西壮族自治区民政厅起草的《养老机构安宁（临终关怀）服务规范》就将适用临终关怀的“临终老人”定义为：“经医疗机构确诊为晚期/终末期癌症、其它疾病终末期者或者器官衰竭治疗无望，预计存活期不超过6个月，不以实施抢救措施和延续生命为目标的老人。”而上海地区的多数安宁疗护机构一般都只接受预计身患不可治愈疾病且生存期限不超过3个月的患者。我国各安宁疗护中心和医院所接收的患者一般都是预计生存期不超出3个月的末期患者。

目前，我国并未对安宁疗护机构收治的患者病情轻重作出统一的规范准入标准，即患者预期生命时限还有多长才能接受安宁疗护服务。大部分机构根据自身的医疗水平及条件收治患者，多数采用如下标准：1. 患者所患疾病没有治愈的可能，且病情不断恶化；2. 预计存活期为2~6个月。安宁疗护的服务对象必须是确定在生命的最后时刻放弃创伤性抢救措施的患者，这就说明患者在接受安宁疗护服务前必须进行相应选择，应以患者的意愿为主，应尊重患者的自主权、知情权和对自己医疗措施的决定权及选择死亡的权利。只有在患者无法作出意思表示时，如永久性昏迷、植物人、脑死亡等情况下，患者的亲属才有权作出决定。

二、准入标准

安宁疗护的准入时间目前仍存在争议，不同国家、地区对准入时间的规定各不相同。有研究表明，安宁疗护至少持续2个月，才能使患者从中获益。目前多数基层医院开放的住院病床使用率不高，因此，确定安宁疗护的准入时间时，不仅需考虑到安宁疗护产生作用的最短时间，还需结合地区、疾病种类、文化背景及医保承担比例综合考量。基层医院可根据自身条件将预判存活期2~6个月作为基层医院安宁疗护入院的标准。

三、衰老合并疾病终末期

有临床证据证明在现有的医疗条件下所患疾病无法治愈或者病情出现不可逆转的恶化，并且预估患者的生存期限为2~6个月。

实施前，预立“生前预嘱”为患者意愿表达的法律形式，即当其符合特定的临床条件时，医生可依据该“生前预嘱”实施相关医疗操作；当末期患者无意识、无能力行使自我决定权时，根据一些国家与地区相关的立法，可由该患者的预立医疗代理人代其行使医疗抉择，若患者事前未预立“生前预嘱”，也未预立医疗代理人，则由其亲属出具同意书代替患者选择医疗措施。

1. 癌症晚期患者。

2. 各种严重的慢性疾病患者或老年患者。

（1）进展性的呼吸系统疾病（肺功能的进行性衰竭终末期）；

（2）肾脏疾病（终末期并无法进行肾脏移植的患者）。

（3）慢性心力衰竭［左室射血分数（LVEF）必须小于15%，症状用药无效，无法接受心脏移植手术治疗的患者］。

3. 艾滋患者及艾滋病毒携带者终末期（传染病医院提供相应诊断）。

4. 进展性的神经系统疾病患者（阿尔茨海默病等）。

对于阿尔茨海默病患者，一般使用 FAST Scale（Functional Assessment Staging of Alzheimer's Disease）量表来衡量患者的功能情况。患者只有在达到7c标准以上（患者不能自己坐立、不能清楚地说出6个字、大小便不能自理）的情况下，才可接受临终关怀。

四、儿童、青少年、壮年的不可逆严重疾病终末期患者

本人及其亲属认同安宁疗护相关理念，并同意配合安宁疗护方案。

五、优先收住条件

KPS评分功能状态评分在70分以下的患者；预计生存期1个月或以下；出现确定癌性疼痛的患者。

第二节 患者生存期预判的方法

生存期的预判是安宁疗护患者及其亲属最关心的问题。原因在于：临终患者需要安排未尽事宜；患者出于对生命的渴望和对死亡的本能恐惧，需要针对性的人文关怀；患者需要提前规划死亡时及死亡后的事务；患者家人需要花费较长时间陪伴和照料患者，且面临生活与工作恢复的重新安排。

目前国内临床常用美国对预后做出判断的资源和工具，但由于国情和文化背景差异，需要研究建立适合基层医院的简单实用的判定方法和标准。现有工具包括：

1. ePrognosis Model：加利福尼亚大学旧金山分校医学院开发的一个对疾病预后的预测工具，医生只要把患者的具体情况输入网站，网站就会预测出患者大概的生存期。该方法适用于所有危重病种。

2. Seattle Heart Failure Model：美国华盛顿大学研制的一个预测心衰患者生存期的工具。

3. MELD Score：预测晚期肝病患者生存期的工具。

4. Charlson Comorbidity Index：是一种用于评估患者慢性疾病和共病症负

担的工具。该指数可以评估患者的整体健康状况，常被用于预测患者的生存率和预后。

5. 缓和医疗在线学习平台（https：//www. mjhspalliativeinstitute. org/e-learning/）：此网站可以为医护人员和研究人员提供免费缓和医疗课程资源。

6. Palliative Care Facts mobile App：是为医护人员提供安宁疗护知识和参考文献的手机应用平台。

第三节　患者生存期预判和针对性护理方案

在居家安宁疗护项目研究过程中，本书构建了居家安宁疗护 4 种常见疾病（癌症、心脑血管疾病、慢性阻塞性肺疾病、阿尔茨海默病）的分期评估方案。根据疾病所处时期，突出重点，给予相应的处置方案，从而建立起规范化和有针对性的巡视护理及现场照护方案，以有效匹配不同疾病患者在不同时期的护理照护需求。

一、居家安宁疗护患者分期评估方案

在查阅文献的基础上，对临床诊疗中常用的评估量表进行比较，系统梳理国内外居家安宁疗护患者评估方案的研究进展，并汇集编写组的理论研究成果和实践经验。根据 4 类主要终末期疾病的转归轨迹，构建分期评估指标方案。从社区居家安宁疗护临床护理的实际需求出发，注重评估方案构建的实用性与可操作性。所建立的评价指标都有明确的界定范围，指标层次分明、重点突出，评估条目数量适中，无须特殊设备，易于进行现场评价，可快速得出患者状态评价和疾病分期，客观地反映患者的病程状态和全身情况，建立起与现场护理照护之间的针对性逻辑关系，实用性强，有利于在居家安宁疗护中推广应用。

根据分期评估指标，对符合居家安宁疗护收住标准的患者进行评判，可将其分为 3 个临床阶段：

1. 相对稳定期：病情相对稳定，可维持日常活动；
2. 恶化转折期：患者全身整体状况急剧下降，临床症状突出；
3. 临终期：患者已处于濒死状态。

二、针对性照护方案构建

居家安宁疗护分期评估方案为制定有针对性的巡视护理照护方案奠定了基础。根据分期评估指标的评判分期，各时期针对性护理照护重点分别如下：

1. 相对稳定期：维持患者的身体器官功能和精神状态，强化人文关怀，尽量协助患者完成心愿；

2. 恶化转折期：采用相应的技术，控制患者症状，使患者保持舒适状态，并对其加强心理疏导；

3. 临终期：指导临终及善后处置，减少不必要的医疗资源浪费。

根据以上护理重点，在症状控制护理中融入传统中医适宜技术，在提高患者依从性的同时降低费用。通过连续动态的评估分期，构建分期针对性护理照护方案，并按照安宁疗护实践指南准备巡视护理物品。构建“评估分期—针对性护理方案制定—物品文书准备—巡视工作安排”的完整闭环，从而强化巡视护理处置的针对性，在落实本书中的各项护理要求的同时，提高工作效率。

实施依据分期的针对性护理方案后，针对各分期患者的巡视护理安排和准备得当，心理支持及人文关怀得以充分体现，针对性护理处置措施也得以落实到位。不同分期的巡视护理重点明确，各项护理照护时间分配科学合理，改变了传统方案固定的巡视护理频度和时间，极大地提高了工作效率。根据以上评估分期确定巡视护理的频度和时间，现场巡视护理照护方案与患者护理需求相契合，确保了巡视护理的质量和安全；提升了现场巡视护士对工作效率的满意度；提高了患者服务满意度，得到了患者和家属及专科护士的肯定。

第四节　居家安宁疗护服务签约标准

1. 具有民事行为能力的患者或其委托人签署协议；

2. 经两名医生共同评估生存期后，方可签署协议；

3. 医疗机构应充分告知安宁疗护服务内容，尊重患者及其亲属的真实意愿；

4. 患者及其亲属具有更改意愿的权利；

5. 双方应严格遵守保密原则。

第五节 居家安宁疗护服务知情和意愿确认同意书

患者姓名：________ 性别：________ 年龄：________

科　　室：________ 床号：________ ID 号：________

尊敬的□患者 □患者法定监护人或授权委托人：

1. 居家安宁疗护服务是针对疾病终末期居家患者提供的医疗及社会关怀服务模式。其服务宗旨是控制疼痛和缓解患者的痛苦，维护患者尊严，改善患者及家属生命质量。安宁疗护服务可以改善患者及家属生命质量，帮助患者舒适、安详、有尊严地离世。其关注重点以改善症状为主，在很难阻止原发疾病进展及身体各器官功能衰竭，以及面临由此根本原因导致的生命历程终结的风险的情况下，可减少患者接受常规医疗程序时不可避免的身体不适痛苦；同时本人和家属承诺同意放弃进行积极过度治疗和不必要的检查，并了解由此带来的转归和后果。

2. 医务人员将根据患者病情及居家条件，尽可能提供高效临床医疗和护理服务，包括必要的常规检查、症状评估及症状缓解措施（如呼吸困难、恶心呕吐、谵妄躁动、精神紧张等）。目的是将患者的痛苦降到最低，帮助其尽可能平静地度过临终期。在患者接受居家安宁疗护服务的过程中，患者及家属需承诺放弃针对原发病的治愈性治疗，但病情许可且经患者和家属同意后，可尝试耐受范围内的免疫治疗或靶向药物抗肿瘤治疗。

3. 居家安宁疗护特别说明：患者及亲属同意接受居家安宁疗护服务的工作模式和治疗方案；愿意配合居家安宁疗护团队的工作，遵循居家安宁疗护医护指导要求；理解居家安宁疗护家庭医生团队的应急响应时间；接受医疗及非医疗项目收费标准。

4. 意愿确认：

本人（或代理人）具有完全民事行为能力，医护人员已经向我详细解释了接受居家安宁疗护（也就意味着拒绝进行常规专科诊疗程序）的风险及后果，我已充分知晓居家安宁疗护的理念、居家安宁疗护的工作范围和工作方式。接受居家安宁疗护能减少患者痛苦，改善症状，但改善的程度因人而异，也知晓可能伴随的风险，知晓原发疾病的进展和身体各器官系统功能的衰竭是生命历程终结的根本原因，现有医疗条件没有办法改变其最终结果，只能帮助改善过程中的症状。我经过慎重考虑自愿接受居家安宁疗护服务。

希望院方医护人员能充分考虑我的如下意愿并尊重我的基本权利：

接受□/不接受□ 必要时的对症治疗（包括抗感染、输液、非药物替代等）。

接受□/不接受□ 生命体征平稳时的维持治疗（输液、常规营养液、吸氧、血压维持等）。

接受□/不接受□ 濒死状态下的急救措施。

接受□/不接受□ 心肺复苏术（气管内插管、体外心脏按压、心脏电击、心脏人工调频、人工呼吸等有创急救）。

特别声明：

本人自愿承诺承担因自主选择所带来的风险和不良后果。本人承诺因为本人要求或拒绝居家安宁疗护而产生的不良后果与医院及医护人员无关。本告知内容在办理居家安宁疗护服务手续时已知晓并商定，并确认此总体原则和方案，如果患方意愿有改变则会主动告知医务人员，在没有主动表达更改意愿并确认前，则为维持原定决策和方案，现签署书面文书确认。

患者签名：__________ 日期： 年 月 日

如果患者无法签署知情同意书，请其法定监护人或授权委托人在此签名：

患者法定监护人或授权委托人签名：________

日期： 年 月 日

安宁疗护主管医生签名：________ 安宁疗护主管护士签名：________

日期： 年 月 日

第六节 居家安宁疗护服务的家庭基本条件

1. 患者及家属有一定的理解能力，能够作出合理选择与决定；
2. 经社区卫生服务中心及以上医疗机构体检或诊疗，全面评估；
3. 能接受居家安宁疗护家庭医生团队（含志愿者服务团队服务）；
4. 经家庭医生告知并签约；
5. 认可居家安宁疗护医护团队服务的医疗服务项目、照护项目（非医疗服务项目）及收费标准；
6. 患者居住条件相对宽敞，有独立居住空间；
7. 合理的辐射范围（城市社区<5 千米，农村地区<10 千米）；
8. 便捷的交通条件；
9. 医患双方的通信条件完备；
10. 患者及家属依从性和配合度较好，签署居家安宁疗护知情同意书；
11. 社区具备完善的行政管理配套支持体系。

第七节 居家安宁疗护服务规范

1. 自我介绍，主动建立医患间的联系。

（1）保持微笑，讲话时注视对方的眼睛，作自我介绍：“我是×××医生/护士，是您的首诊医护人员”；

（2）问候，最好可以准确叫出患者的姓名及后缀（先生/女士/爷爷/阿姨/老师等尊称；患者若是儿童，可在询问家长后使用乳名）；

（3）握手，力度适中，以接触到患者手掌虎口及小鱼际处为宜，与人握手时，确保手部皮肤干燥和清洁。

2. 病情评估，建立诊疗护理目标清单。

（1）了解病史，明确疾病进展。

（2）建立清单，梳理痛苦症状，使用制定的安宁疗护案例记录表。

（3）体格检查，完善全面评估。

（4）辅助检查，促进临床决策。

（5）充分沟通，确保患者权益。

3. 完善文件，倾听患者和家属的意见和建议，共同作出诊疗和护理决策，并确保诊疗和护理措施有效实施。

（1）诊断和病情及护理评估告知书。

（2）生命末期抢救措施告知书（居家安宁疗护知情同意书）。

（3）居家安宁疗护诊疗目标与方案（医师负责）。

（4）居家安宁疗护护理目标与方案（护理负责）。

（5）居家安宁疗护医疗护理项目和非医疗照护项目收费标准告知书。

（6）患者舒适性基本条件和物品清单（护理负责）。

4. 落实诊疗护理措施，动态记录；根据国家卫生计生委办公厅 2017 年印发的《安宁疗护实践指南（试行）》开展诊疗护理工作，从症状控制、舒适照护和心理支持及人文关怀 3 个方面 36 个内容进行针对性护理。

5. 追踪评价，随时观察、聆听和修订，确保患者在生命和疾病末期最为渴望的安全与舒适需求得到满足。对仍然存在的问题进行动态追踪评价。

第八节　居家安宁疗护服务中对家属日常照护的培训

1. 居家房间布置：房间清洁、宽敞，温度和湿度适宜；可放置新鲜绿植或工艺品。

2. 针对能够起床活动的患者的日常护理工作：

（1）定时唤醒（每天固定时间）。

（2）培训患者的亲属生命体征观察测量方法（体温、血压、呼吸、脉搏）神志、面容；有管路的患者观察引流液。

（3）培训肢体感觉与活动的观察方法。

（4）协助起床。

（5）协助洗漱。

（6）培训协助进食和用药的正确方法，置胃管者予指导鼻饲方法和注意事项。

（7）根据患者耐受程度协助适当活动，注意控制活动量与节奏。

（8）提供患者感兴趣的日常活动，如读书、看电视、听音乐、做手工或参与力所能及的家务劳动。

（9）培训做好基本生活护理（三短六洁：头发、胡须、指甲短；口腔、会阴、头发、皮肤、手、足清洁）的方法和要求。

（10）每天进行两次指导、陪伴沟通，每次时长约30分钟，了解患者心理状态并予以疏导（护士指导协助），鼓励患者完成“四道”（道谢、道歉、道爱、道别），陪伴患者回忆往事，记录患者心愿并协助完成，通过日记、微信、拍照、视频或录音留下美好回忆。

（11）培训协助患者如厕的防止跌倒措施。

3. 针对卧床患者的日常护理工作：

（1）定时唤醒（每天固定时间）。

（2）培训生命体征观察测量的方法（神志、血压、呼吸、脉搏）；有管路患者需观察引流液状。

（3）指导肢体感觉与活动能力的观察方法。

（4）病情允许者予床头抬高30°~45°。

（5）协助洗漱并培训家属口腔护理和会阴护理的方法。

（6）协助进食和用药的正确方法，置胃管者予鼻饲操作（床头抬高30°，鼻饲后保持体位30分钟）及注意事项。

（7）培训协助患者翻身，给患者拍背；指导自主活动患者进行床上踝泵运动，对无活动能力者实施被动踝泵运动。

（8）提供患者感兴趣的日常活动（如看电视、听音乐和戏曲）。

（9）培训做好基本生活护理（三短六洁：头发、胡须、指甲短；口腔、会阴、头发、皮肤、手、足清洁）的方法和要求。

（10）开展30分钟心理疏导（护士指导协助），实施“四道”关怀（道谢、道爱、道歉、道别）并协助患者记录心愿（方式同上）。

（11）根据患者病情，制定并培训家属解决卧床大小便的方法和注意事项。

第九节　居家安宁疗护患者的临终处理

一、判定住院患者进入临终过程的起始点

1. 患者一旦脱离药物和仪器，就无法维持基础生命体征；

2. 患者的病情进行性恶化，并逐步出现难以控制的临终典型症状，如：临终期谵妄、临终期昏迷、临终期呼吸、临终大出血、临终期死亡哮吼等。

3. 巡视人员应根据病情判断，增加巡视次数或延长观察时间，发现患者将进入临终期，立即通知医生到场处理并交代病情，同时做好临终处理的准备。

二、告知患者委托人

1. 病情沟通应该贯穿整个安宁疗护服务过程中，以温和坚定的口吻，告知患者家属，患者的死亡即将来临，需要协助患者完成最后的尊严告别和准备。

2. 若仍需实施医疗救治或必要的抢救措施，建议将患者的亲属安置在离病房不远处，避免围聚在病床边，加重患者的恐惧和影响医疗措施的实施。应有专门医护人员及时和患者家人沟通病情进展。

3. 停止抢救前需告知亲属，患者最后丧失的是听觉，此刻患者的亲属可以进行最后的道谢、道歉和道别，帮助患者无憾离世。

三、现场处理措施

1. 独立病房建议关闭顶灯，将台灯和地灯打开，避免光线直射患者的眼睛；

2. 保持良好的通风状态，房间保持空气清新；

3. 保持适宜室温，给予临终期患者良好的环境；

4. 患者体位调整至最为放松的平卧位，注意颈、髋、膝、肘关节舒适不屈曲；

5. 指导家属协助患者闭合双眼、合拢嘴巴；

6. 根据家属需求，提供必要的协助指导工作；

7. 注意保护患者隐私；

8. 家庭病房须始终保留至少一名医护人员值守；

9. 观察心电图，确认患者亡故的时间并记录；

10. 轻柔撤除医疗和护理设施设备；

11. 实施必要的遗体包扎和覆盖；

12. 按家属的意愿，指导家属进行遗体清洁、口腔护理、更衣；

13. 尊重患者合法的宗教信仰和民族习俗；

14. 巡视专科护士和医生完成患者居家安宁疗护死亡的相关手续，并与患者亲属交接相关事项，患者亲属签字后撤离。交接事项包括：① 死亡证明；② 必要的现场消杀处理指导；③ 尸体处理规定宣教；④ 各种证据、卡的处理和注销户口。

四、哀伤辅导

哀伤辅导的目的：为终末期患者提供心理支持，帮助他们勇敢地面对死亡，为自己的离世做好准备。同时，为家属提供指导，帮助他们走出因失去亲人而产生的悲伤情绪，使他们表达真实感受，克服悲伤，恢复正常生活。

第四章

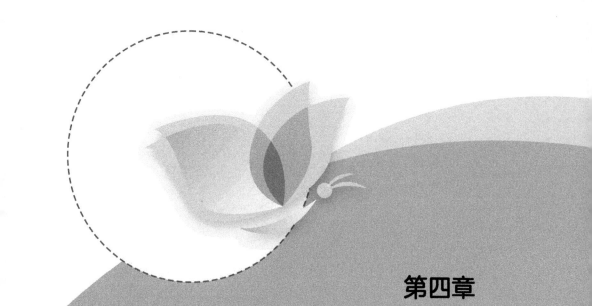

居家安宁疗护核心护理服务

第一节　居家安宁疗护服务对象的症状护理

临终患者随着病情恶化会出现一系列临床症状，如疼痛、呼吸困难、咳嗽咳痰、咯血、恶心呕吐、呕血便血、腹胀、水肿、发热、厌食/恶病质、口干、睡眠/觉醒障碍、谵妄等。医护人员需在全面评估症状后实施针对性干预，缓解患者的痛苦，并提高患者的生存质量和感受。具体措施需严格按照《安宁疗护实践指南（试行）》进行治疗护理。

一、疼痛

1. 评估和观察

评估患者疼痛的部位、性质、程度、发生及持续的时间，疼痛的诱发因素、伴随症状、既往史、患者的心理反应；根据患者的认知能力和疼痛评估的目的，选择合适的疼痛评估工具，对患者进行动态的连续评估并记录疼痛控制情况。

2. 治疗原则

（1）根据世界卫生组织《癌痛三阶梯止痛治疗指南》，药物止痛治疗五项基本原则如下：① 口服给药；② 按阶梯用药；③ 按时用药；④ 个体化给药；⑤ 注意具体细节。

（2）阿片类药物是急性重度癌痛及需要长期治疗的中重度癌痛治疗的首选药物。长期使用时，首选口服给药；有明确指征时，可选用透皮吸收途径给药，也可临时皮下注射给药；必要时，患者自控镇痛泵给药。

（3）使用镇痛药物后，要注意预防药物的不良反应，及时调整药物剂量。结合病情给予必要的其他药物治疗或非药物治疗，确保临床安全及镇痛效果。同时要避免突然中断阿片类药物引发戒断综合征。

3. 护理要点

（1）根据疼痛的部位协助患者采取舒适的体位。

（2）给予患者安静、舒适的环境。

（3）遵医嘱给予止痛药，缓解疼痛症状时应当注意观察药物疗效及不良反应。

（4）有针对性地开展多种形式的疼痛教育，鼓励患者主动讲述疼痛，教会患者疼痛的自评方法，告知患者及家属疼痛的原因或诱因及减轻和避免疼痛的其他方法，包括音乐疗法、注意力分散法、自我暗示法等。

4. 注意事项

止痛治疗是安宁疗护治疗的重要部分，患者应在医务人员的指导下进行止痛治疗，按规律用药，不宜自行调整剂量和方案。

二、呼吸困难

1. 评估和观察

(1) 评估患者病史、发生时间、起病缓急、诱因、伴随症状、活动情况、心理反应、用药情况等。

(2) 评估患者神志、面容与表情、口唇、指（趾）端皮肤颜色，呼吸的频率、节律、深浅度，体位、外周血氧饱和度、血压、心率、心律等。

2. 治疗原则

(1) 寻找诱因的同时应努力控制症状，无明显低氧血症的终末期患者给氧有助于减轻呼吸困难。

(2) 呼吸困难最佳的治疗措施是治疗原发疾病，保持气道通畅，保证机体氧气供应。

(3) 阿片类药物是使用最为广泛的、具有中枢活性的、治疗此类呼吸困难的药物，医务人员应明确告知患者及其亲属呼吸抑制、镇静的作用机制。

3. 护理要点

(1) 提供安静、舒适、洁净、温湿度适宜的环境。

(2) 每日摄入适度的热量，根据营养支持方式进行口腔和穿刺部位的护理。

(3) 保持呼吸道通畅，对于痰液不易咳出的患者，可采用辅助排痰法，协助患者有效排痰。

(4) 根据病情取坐位或半卧位，改善通气，以患者自觉舒适为原则。

(5) 根据病情的严重程度及患者实际情况选择合理的氧疗。

(6) 指导患者进行正确、有效的呼吸肌功能训练。

(7) 指导患者有计划地进行休息和活动。

4. 注意事项

(1) 呼吸困难通常会引发患者及其亲属的烦躁、焦虑、紧张，要注意安抚和鼓励。

(2) 呼吸困难时，口服给药方式可能会加重患者的症状或造成患者呛咳，可考虑其他途径的给药方式。

三、咳嗽、咳痰

1. 评估和观察

（1）评估咳嗽的发生时间、诱因、性质、节律、与体位的关系、伴随症状、睡眠等。

（2）评估咳痰的难易程度，观察痰液的颜色、性质、量、气味和有无肉眼可见的异常物质等。

（3）必要时评估生命体征、意识状态、心理状态等，评估有无发绀。

2. 治疗原则

（1）寻找咳嗽的病因并进行治疗，如激素及支气管扩张剂治疗哮喘，利尿剂治疗心力衰竭，抗生素治疗感染，质子泵抑制剂及促动剂治疗胃食管反流，抗胆碱药物治疗唾液过多误吸，调整血管紧张素转化酶抑制剂等。

（2）在原发病不能控制的情况下，阿片类药物治疗有效，需告知呼吸抑制、恶心、呕吐、便秘等副作用。

（3）对于局部刺激或肿瘤所致咳嗽患者，可予以雾化麻醉剂治疗。

（4）给予高热量、高蛋白的营养支持方式，嘱患者多次少量饮水。

3. 护理要点

（1）提供整洁、舒适、温湿度适宜的环境，减少不良刺激。

（2）保持舒适体位，避免诱因，注意保暖。

（3）对于慢性咳嗽者，给予高蛋白、高维生素、足够热量的饮食，多次少量饮水。

（4）促进有效排痰，包括深呼吸和有效咳嗽、湿化和雾化疗法，如无禁忌，可予以胸部叩击与胸壁震荡、体位引流及机械吸痰等。

（5）记录痰液的颜色、性质、量，正确留取痰标本并送检。

（6）指导患者掌握正确的咳嗽方法，正确配合雾化吸入。

4. 注意事项

（1）根据具体情况决定祛痰还是适度镇咳，避免患者因为剧烈咳嗽引起体力过度消耗影响休息或气胸、咯血等并发症。

（2）指导患者进行呼吸运动训练、拍背及深咳。对咯血、气胸、患有其他严重心血管疾病的患者，应谨慎拍背、吸痰。

四、咯血

1. 评估和观察

（1）评估患者咯血的颜色、性状及量，伴随症状，治疗情况，心理反应，既往史及个人史。

（2）评估患者生命体征、意识状态、面容与表情等情况。

（3）了解血常规、出凝血时间等检查结果。

2. 治疗原则

（1）安宁疗护原则以积极控制少量咯血，预防再次咯血。

（2）尽力缓解大咯血引发的呼吸困难和窒息症状，避免刻意延长生命的抢救措施，如输血、气管插管、介入手术等治疗措施。

3. 护理要点

（1）大咯血患者绝对卧床，取患侧卧位，出血部位不明患者取平卧位，头偏向一侧。

（2）及时清理患者口鼻腔血液，安慰患者。

（3）吸氧。

（4）观察、记录咯血量和性状。

（5）床旁备好吸引器等。

（6）保持排便通畅，避免用力。

4. 注意事项

（1）避免用力拍背、频繁吸痰，注意言语及动作安抚，必要时使用镇静类药物。

（2）对有咯血风险的患者应加强预防性宣教及沟通，使其有一定的思想准备。

（3）咯血期间避免口服药物，可予以其他用药方式。

五、恶心、呕吐

1. 评估和观察

（1）评估患者恶心与呕吐发生的时间、频率、原因或诱因，呕吐的特点及呕吐物的颜色、性质、量、气味，伴随的症状等。

（2）评估患者生命体征、神志、营养状况、有无脱水表现、腹部体征。

（3）了解患者呕吐物或细菌培养等检查结果。

（4）注意有无水电解质紊乱、酸碱平衡失调。

2. 治疗原则

寻找引发症状的诱因及病因，如消化、代谢、中枢神经系统疾病、药物不良反应等，以便进行有针对性的治疗。

3. 护理要点

（1）出现前驱症状时协助患者取坐位或侧卧位，预防误吸、呕血。

（2）清理呕吐物，更换清洁床单。

（3）必要时监测生命体征。

（4）记录每日出入量、尿比重、体重、电解质平衡情况等。

（5）剧烈呕吐时暂禁饮食，遵医嘱补充水分和电解质。

4. 注意事项

适度的言语或非言语安抚，协助清理呕吐物及患者肢体活动，尽早纠正诱因及使用对症处理药物，预防误吸、消化道出血、心脏事件等。

六、呕血、便血

1. 评估和观察

（1）评估患者呕血、便血的原因、诱因，出血的颜色、量、性状及伴随症状，治疗情况，心理反应，既往史及个人史。

（2）评估患者生命体征、精神和意识状态、周围循环状况、腹部体征等。

（3）了解患者血常规、凝血功能、便潜血等检查结果。

2. 治疗原则

（1）寻找可能的诱因或病因，酌情停止可疑药物、肠内营养，避免误吸、窒息。

（2）避免大量出血时输血及进行有创抢救措施。

（3）可予以适度镇静处理。

3. 护理要点

（1）卧床，呕血患者床头抬高 10°～15°或头偏向一侧。

（2）及时清理呕吐物，做好口腔护理。

（3）监测患者神志及生命体征变化，记录出入量。

（4）判断有无再次出血的症状与体征，注意安抚。

4. 注意事项

（1）患者呕血、便血期间绝对禁止饮食，注意向患者及其家属解释，使其有一定的思想准备和心理预期。

（2）避免胃镜、血管造影等有创性检查。

七、腹胀

1. 评估和观察

（1）评估患者腹胀的程度、持续时间，伴随症状，腹胀的原因，排便、排气情况，治疗情况，心理反应，既往史及个人史。

（2）了解患者的相关检查结果。

2. 治疗原则

（1）寻找可能的诱因及可实施的干预措施，例如调整肠内营养种类、温度、可疑药物。

（2）必要时调整营养支持方式，予以胃肠减压、通便及灌肠处理。

3. 护理要点

（1）根据病情协助患者采取舒适体位或行腹部按摩、肛管排气、补充电解质等方法减轻腹胀。

（2）遵医嘱给予相应治疗措施，观察疗效和副作用。

（3）合理饮食，适当活动。

（4）做好相关检查的准备工作。

4. 注意事项

非药物治疗如热敷、针灸、适度按摩，指导患者、家属及照护者观察反馈。

八、水肿

1. 评估和观察

（1）评估水肿的部位、时间、范围、程度、发展速度，与饮食、体位及活动的关系，患者的心理状态，伴随症状，治疗情况，既往史及个人史。

（2）观察生命体征、体重、颈静脉充盈程度，有无胸水征、腹水征，患者的营养状况、皮肤血供、张力变化等。

（3）了解相关检查结果。

2. 治疗原则

（1）针对诱因及病因，调整药物及液体投入量。

（2）避免安宁疗护的终末期肾病患者进行肾脏替代治疗及相关操作。

3. 护理要点

（1）对轻度水肿患者，要限制其活动；对严重水肿患者，取适宜体位卧床休息。

（2）监测体重和病情变化，必要时记录每日液体出入量。

（3）限制患者摄入钠盐和水分，根据患者病情，让患者摄入适量蛋白质。

（4）遵医嘱使用利尿药或其他药物，观察药物疗效及副作用。

（5）预防水肿部位出现压损，保持皮肤完整性。

4. 注意事项

（1）对患者进行饮食、活动指导。

（2）准确记录入量、尿量。

（3）注意皮肤护理。

九、发热

1. 评估和观察

（1）评估患者发热的时间、程度及诱因、伴随症状等。

（2）评估患者意识状态、生命体征的变化。

（3）了解患者相关检查结果。

2. 治疗原则

控制原发疾病，以物理降温为主，谨慎使用退热药物，注意补充水分、热量及保持电解质平衡。

3. 护理要点

（1）监测体温变化，观察热型。

（2）卧床休息。

（3）高热患者给予物理降温或遵医嘱药物降温。

（4）降温过程中出汗时及时擦干皮肤，随时更换衣物，保持皮肤和床单清洁、干燥；注意降温后的反应，避免虚脱。

（5）降温处理 30 分钟后复测体温。

（6）进行口腔、皮肤护理。

4. 注意事项

（1）低热情况以擦浴等物理降温方式为主，中高热情况下适度使用退热药物，注意皮肤失水及电解质紊乱的纠正。

（2）高热或超高热可考虑冰帽、冰毯、冬眠疗法。

十、厌食/恶病质

1. 评估和观察

（1）评估患者进食、牙齿、口腔黏膜情况。

（2）评估患者有无贫血、低蛋白血症、消化、内分泌系统等疾病表现。

（3）评估患者皮肤完整性。

（4）评估有无影响患者进食的药物及环境因素。

2. 治疗原则

（1）根据具体病情及患者、家属意见选择喂养或营养支持方式，如经口、鼻饲、胃空肠造瘘管饲或静脉营养。

（2）可给予改善食欲的药物治疗。

（3）患口腔疾病且可干预的患者，可考虑治疗口腔疾病。

3. 操作要点

（1）每天或每餐提供不同的食物，增加患者的食欲，在进餐时减少任何可能导致情绪紧张的因素。

（2）少量多餐，在患者需要时提供食物，将食物放在患者易拿到的位置。

（3）提供患者喜爱的食物，提供一些不需要过多咀嚼的食物。

（4）遵医嘱予以营养支持。

4. 注意事项

（1）注意照顾患者的情绪，循序渐进。

（2）充分与照护者及家属沟通，取得信任和配合。

（3）必要时考虑肠外营养逐步向肠内营养、经口进食过渡。注意食物的搭配与口感。

十一、口干

1. 评估和观察

（1）评估患者口腔黏膜完整性及润滑情况，有无口腔烧灼感。

（2）评估患者有无咀嚼、吞咽困难或疼痛，以及有无味觉改变。

（3）评估有无引起患者口干的药物及治疗因素。

2. 治疗原则

（1）调整居住环境。

（2）进行口腔局部治疗。

（3）使用药物改善症状。

3. 护理要点

（1）饮食方面鼓励患者少量多次饮水。

（2）增加病房中空气的湿度。

（3）进行口腔护理。

（4）必要时常规使用漱口剂。

4. 注意事项

避免粗暴的口腔护理操作，强行剥脱血痂、表面覆膜，警惕润滑液误吸情况。

十二、睡眠/觉醒障碍（失眠）

1. 评估和观察

（1）评估患者性别、年龄、既往失眠史。

（2）评估患者失眠发生的药物及环境因素。

（3）评估患者有无不良的睡眠卫生习惯及生活方式。

（4）有无谵妄、抑郁或焦虑状态等精神障碍。

2. 治疗原则

了解患者的睡眠节律，可能的诱因和病因，必要时进行睡眠监测，进行行为心理治疗，尽量避免使用非处方催眠药物。

3. 护理要点

（1）改善睡眠环境，减少夜间强光及噪声刺激。

（2）对于躯体症状如疼痛、呼吸困难等引发的失眠应积极控制症状。

（3）采取促进患者睡眠的措施，如增加日间活动、听音乐、按摩手部或足部。

（4）定期进行失眠症防治的健康教育。

4. 注意事项

（1）注意观察、评估和沟通环节，贯穿治疗整个过程。如睡眠质量、睡眠时间改善，不必强行纠正已有的睡眠规律。

（2）警惕患者发生意识障碍，及早发现异常情况。

（3）在使用处方类镇静催眠药物时应告知患者及其亲属，并注意预防跌倒、低血压等不良反应。

十三、谵妄

1. 评估和观察

（1）评估患者意识水平、注意力、思维、认知、记忆、精神行为、情感和觉醒规律的改变。

（2）评估患者谵妄发生的药物及环境因素。

2. 治疗原则

（1）寻找病因并改变可能的危险因素至关重要，如感觉损害、药物等，监测并处理尿潴留、便秘、跌倒外伤等。

（2）采取合适的约束措施，充分向患者亲属告知患者的病情。

（3）必要时小剂量使用苯二氮卓类或氟哌啶醇类镇静药物。

3. 护理要点

（1）保持环境安静，避免刺激。尽可能提供单独的房间，降低说话的音量，降低照明，使用夜视灯，使用日历和熟悉的物品，较少地改变房间摆设，以免引起不必要的注意力转移。

（2）安抚患者，对患者的诉说做出反应，帮助患者适应环境，减少恐惧。

4. 注意事项

(1) 在诱因、病因无法去除的情况下，应与家属及照护者沟通谵安发作的反复性和持续性，争取理解、配合，保护患者避免外伤。

(2) 在约束保护的基础上可予以药物干预。

第二节 居家安宁疗护服务对象的舒适照护

一、病室环境管理

1. 评估和观察

(1) 评估病室的空间、光线、温度、湿度及卫生状况。

(2) 检查病室的安全保障设施。

2. 操作要点

(1) 维持室内温度、湿度适宜。

(2) 保持病室内空气清新、光线适宜。

(3) 确保病室物体表面清洁，地面不湿滑，安全标志醒目。

(4) 保持病室安静。

3. 指导要点

(1) 告知患者及其亲属遵守病室管理制度。

(2) 宣教防跌倒、防坠床、防烫伤等安全措施。

4. 注意事项

(1) 保持病室布局合理温馨。

(2) 通风时注意为患者保暖。

(3) 应做到说话轻、走路轻、操作轻、关门轻。

二、床单位管理

1. 评估和观察

(1) 评估患者病情、意识状态、合作程度、自理程度、皮肤情况等。

(2) 检查床单位安全、方便、整洁程度。

2. 卧床患者更换被单操作要点

(1) 与患者沟通，取得配合。

(2) 移开床旁的桌子和椅子。

(3) 将枕头及患者移向对侧，使患者侧卧。

（4）松开近侧各层床单，将其上卷于中线处塞于患者身下，清扫整理近侧床褥；依次铺近侧各层床单。

（5）将患者及枕头移至近侧，协助患者侧卧。

（6）松开对侧各层床单，将其内卷后取出，清扫整理对侧床褥，依次铺对侧各层床单。

（7）协助患者平卧，更换清洁被套及枕套。

（8）移回床旁的桌子和椅子。

（9）根据病情协助患者取舒适体位。

（10）处理用物。

3. 指导要点

（1）告知患者床单位管理的目的及配合方法。

（2）指导患者及其亲属正确使用床单位辅助设施。

4. 注意事项

（1）评估操作难易程度，运用人体力学原理，防止职业损伤。

（2）操作过程中观察患者生命体征、病情变化、皮肤情况，注意保暖，保护患者隐私。

（3）操作过程中合理使用床挡保护患者，避免坠床。

（4）使用橡胶单或防水布时，避免其直接接触患者皮肤。

三、口腔护理

1. 评估和观察

（1）评估患者的病情、意识、配合程度。

（2）观察口唇、口腔黏膜、牙龈、舌苔有无异常；口腔有无异味；牙齿有无松动，有无活动型义齿。

2. 操作要点

（1）核对患者，向患者解释口腔护理的目的、配合要点及注意事项，准备用物。

（2）选择口腔护理液，必要时遵医嘱选择药物。

（3）协助患者采取舒适恰当的体位。

（4）颌下垫治疗巾，放置弯盘。

（5）擦洗牙齿表面、颊部、舌面、舌下及硬腭部，遵医嘱处理口腔黏膜异常。

（6）操作前后认真清点棉球，用温水漱口。

（7）协助患者采取舒适体位，处理用物。

3. 指导要点

（1）告知患者口腔护理的目的和配合方法。

（2）示范正确的漱口方法。

4. 注意事项

（1）操作时避免弯钳触及牙龈或口腔黏膜。

（2）对昏迷或意识模糊的患者进行护理时，棉球不能过湿，操作中注意夹紧棉球，防止棉球遗留在患者口腔内，禁止漱口。

（3）协助有活动型义齿的患者清洗义齿。

（4）使用开口器时从磨牙处放入。

四、肠内营养的护理

1. 评估和观察

（1）评估患者病情、意识状态、营养状况、合作程度。

（2）评估管饲通路情况、输注方式，有无误吸风险。

2. 操作要点

（1）核对患者信息，准备营养液，调节温度至接近正常体温为宜。

（2）病情允许时，协助患者取半卧位，避免搬动患者或可能引起误吸的操作。

（3）输注前，检查并确认喂养管位置，抽吸并估计胃内残留量，如有异常及时报告。

（4）输注前、后用约 30 mL 温水冲洗喂养管。

（5）输注速度均匀，根据医嘱调整速度。

（6）输注完毕包裹、固定喂养管。

（7）观察并记录输注量及输注中、输注后的反应。

3. 指导要点

（1）对于携带喂养管出院的患者，要告知患者及其亲属妥善固定喂养管，输注营养液或特殊用药前后，应用温开水冲洗喂养管。

（2）告知患者应定期更换喂养管。

4. 注意事项

（1）营养液现配现用，粉剂应搅拌均匀，配制后的营养液应在冰箱冷藏密闭放置，24 小时内用完，避免反复加热。

（2）长期留置鼻胃管或鼻肠管者，应每天用油膏涂拭鼻腔黏膜，轻轻转动鼻胃管或鼻肠管，每日进行口腔护理，定期（或按照说明书）更换喂养管，对胃造口、空肠造口者，保持造口周围皮肤干燥、清洁。

（3）特殊用药前后用约 30 mL 温水冲洗喂养管，将药片或药丸研碎，使其充分溶解后，再注入喂养管。

（4）避免空气直接注入胃，引起胀气。

（5）注意放置恰当的管路标识。

五、肠外营养的护理

1. 评估和观察要点

（1）评估患者病情、意识、配合程度、营养状况。

（2）评估输液通路情况、穿刺点及其周围皮肤状况。

2. 操作要点

（1）核对患者身份信息，准备营养液。

（2）输注时建议使用输液泵，在规定时间内匀速输完。

（3）固定管道，避免过度牵拉。

（4）巡视观察患者在输注过程中的反应。

（5）记录营养液使用的时间、剂量、滴速及患者在输注过程中的反应。

3. 指导要点

（1）告知患者及其亲属在输注过程中如有不适，务必及时通知护士。

（2）告知患者翻身、活动时保护管路及保持穿刺点局部清洁干燥的方法。

4. 注意事项

（1）营养液配制后若暂时不输注，应置于密闭冰箱冷藏，输注前在室温下复温后再输注，保存时间不超过 24 小时。

（2）等渗或稍高渗溶液可从周围静脉输入，高渗溶液应从中心静脉输入，输入前须明确标识。

（3）如果选择中心静脉导管输注，参照静脉导管的维护（PICC/CVC）规范进行操作。

（4）不宜从营养液输入的静脉管路输血、采血。

六、静脉导管的维护（PICC/CVC）

1. 评估和观察要点

（1）评估患者静脉导管的固定情况，导管是否通畅。

（2）评估穿刺点局部及周围皮肤情况；查看敷料更换时间、置管时间。

（3）PICC 维护时应每日测量记录患者双侧上臂臂围并与置管前对照。

2. 操作要点

（1）充分暴露穿刺部位，按照从导管远心端向近心端的顺序，除去无菌透明敷料。

（2）打开换药包，戴无菌手套，消毒穿刺点及周围皮肤，消毒时应以穿刺点为中心擦拭至少 2 遍，消毒面积应大于敷料面积。

（3）使用无菌透明敷料无张力粘贴固定导管；在敷料外清晰注明置管及更换日期、时间和操作者签名。

（4）冲、封管遵循 A-C-L 原则：A 为导管功能评估；C 为冲管；L 为封管。每次输液前抽回血，确定导管在静脉内，给药前后使用生理盐水脉冲式冲管，以保持导管的通畅。输液完毕使用生理盐水或肝素盐水正压封管，封管的液量应为导管和附加装置总液量的 2 倍。

（5）输液接头至少每 7 天更换 1 次，如接头内有血液残留、接头的完整性受损或接头被取下后，应立即更换。

3. 指导要点

（1）告知患者及其亲属务必保持穿刺部位的清洁干燥，若发现敷料有卷曲、松动或敷料下有汗液、渗血等情况，要及时通知护士。

（2）提醒患者妥善保护体外导管部分。

4. 注意事项

（1）静脉导管的维护应由经过专业培训的医护人员进行。

（2）出现液体流速不畅时，使用 10 mL 及以上注射器抽吸回血，不可强行推注液体。

（3）无菌透明敷料应至少每 7 天更换 1 次，如穿刺部位出现渗血、渗液等导致敷料潮湿、卷曲、松脱或破损，应立即更换。

（4）经输液接头进行输液或给药前，应使用消毒剂用力擦拭接头至少 15 秒。

（5）密切注意观察中心静脉导管体外长度的变化，防止导管脱出。

七、留置导尿管的护理

1. 评估和观察要点

（1）综合评估患者年龄、意识状态、心理状况、自理能力、合作程度及对留置导尿管的耐受程度。

（2）仔细查看尿道口及会阴部皮肤黏膜状况。

2. 操作要点

（1）固定引流管及尿袋，确保尿袋的位置低于膀胱，尿管应有标识并注明置管日期。

（2）保持引流管通畅，避免导管受压、扭曲、牵拉、堵塞等情况。

（3）保持尿道口清洁，女性患者每日消毒擦拭外阴及尿道口，男性患者消毒擦拭尿道口、龟头及包皮，每天1~2次。排便后及时清洗肛门及会阴部皮肤。

（4）及时倾倒尿液，仔细观察尿液的颜色、性状、量等情况，并做好记录，严格遵医嘱送检。

（5）定期更换引流装置和尿管。

（6）拔管前，采用间歇式夹闭引流管方式进行操作。

（7）拔管后，注意观察小便自解的情况。

3. 指导要点

（1）告知患者及家属留置导尿管的目的、护理方法及配合的注意事项。

（2）告知患者防止尿管受压、脱出的注意事项。

（3）告知患者离床活动时的注意事项。

4. 注意事项

（1）注意患者的主诉，并观察尿液情况，发现尿液浑浊、沉淀、有结晶时，应及时处理。

（2）避免频繁更换集尿袋，以免破坏其密闭性。

八、会阴护理

1. 评估和观察

（1）了解患者的病情、意识状态、配合程度，以及是否存在失禁及留置导尿管的情况。

（2）评估病室的温度及遮蔽程度。

（3）评估患者会阴清洁程度，观察会阴皮肤黏膜有无异常，检查会阴部是否有伤口，以及阴道有无流血、流液等情况。

2. 操作要点

（1）向患者解释会阴护理的目的和需要配合的要点，准备用物。

（2）协助患者取仰卧位，屈膝，两腿略向外展。

（3）在患者臀下垫防水单。

（4）用棉球按照由内向外、自上而下的顺序擦洗会阴，先清洁尿道口周围，再清洁肛门部位。

（5）对于留置尿管的患者，由尿道口处向远端依次用消毒棉球擦洗。

（6）擦洗后，用干净的毛巾擦干皮肤，当皮肤黏膜有红肿、破溃或分泌物异常时，需及时给予特殊处理。

（7）协助患者恢复舒适体位，穿好衣裤，整理好床单位，处理用物。

3. 指导要点

（1）告知患者会阴护理的目的及正确的配合方法。

（2）告知女性患者观察阴道分泌物的性状和有无异味等情况。

4. 注意事项

（1）调节水温至适宜温度。

（2）女性患者在月经期宜采用会阴冲洗进行护理。

（3）注意为患者保暖，保护隐私。

（4）避免牵拉引流管、尿管。

九、协助沐浴和床上擦浴

1. 评估和观察

（1）评估患者的病情严重程度、自理能力水平、沐浴习惯及合作程度。

（2）评估病室或浴室环境。

（3）评估患者皮肤状况。

2. 操作要点

（1）协助沐浴

① 向患者解释沐浴的目的及注意事项，以取得配合。

② 调节室温和水温，确保温度适宜。

③ 必要时，护理人员护送患者进入浴室，协助患者穿脱衣裤。

④ 观察并记录患者在沐浴中与沐浴后病情变化情况及沐浴时间。

（2）床上擦浴

① 向患者解释床上擦浴的目的及需要配合的要点。

② 调节室温和水温，确保温度适宜。

③ 注意保护患者隐私，给予遮蔽。

④ 按照由上至下、由前到后顺序擦洗。

⑤ 协助患者更换清洁衣服。

⑥ 整理床单位，整理用物。

3. 指导要点

（1）协助沐浴时，指导患者及其亲属正确使用浴室呼叫器的方法。

（2）告知患者及其亲属沐浴时不要用湿手接触电源开关，同时不要反锁浴室门。

（3）告知患者及其亲属沐浴时预防意外跌倒和晕厥的方法。

4. 注意事项

（1）浴室内应配备防跌倒设施（如防滑垫、浴凳、扶手等）。

（2）床上擦浴时随时观察病情，注意与患者沟通。

（3）床上擦浴时注意为患者保暖，保护患者隐私。

（4）保护伤口和管路，避免浸湿、污染、防止伤口受压及管路打折扭曲。

十、床上洗头

1. 评估和观察

（1）评估患者病情、配合程度、头发卫生情况及头皮状况。

（2）评估操作环境。

（3）观察患者在操作过程中及操作后有无病情变化。

2. 操作要点

（1）调节至适宜的室温、水温，确保患者舒适。

（2）协助患者采取舒适、便于操作的体位。

（3）在患者颈下垫毛巾，放置马蹄形防水布垫或洗头设施，然后开始清洗。

（4）洗发后用温水冲洗头发。

（5）擦干患者面部及头发。

（6）协助患者采取舒适卧位，整理床单位，处理用物。

3. 指导要点

（1）告知患者床上洗头的目的和配合要点。

（2）告知患者操作中如有不适要及时通知护士。

4. 注意事项

（1）操作过程中为患者保暖，观察患者病情变化，有异常情况应及时处理。

（2）操作中保持患者体位舒适，注意保护伤口及各种管路，防止水流入耳、眼。

（3）应用洗头车时，严格按照使用说明书或指导手册操作。

十一、协助进食和饮水

1. 评估和观察

（1）评估患者病情严重程度、意识状态是否清醒、自理能力与合作程度。

（2）评估患者饮食类型、吞咽功能、咀嚼能力、口腔疾患、营养状况、进食情况。

（3）了解患者有无餐前、餐中用药；有无进行特殊治疗或检查。

2. 操作要点

（1）协助患者洗手，对于视力障碍、行动不便的患者，将食物、餐具等置于容易取放的位置，必要时协助进餐。

（2）注意食物温度、软硬度。

（3）进餐完毕，协助患者漱口，整理用物及床单位。

（4）观察患者进食中和进食后的反应，做好记录。

（5）需要记录出入量的患者，记录进食和饮水时间、种类、食物含水量、饮水量等。

3. 指导要点

根据患者的疾病特点，对患者或其亲属进行针对性的饮食指导。

4. 注意事项

（1）特殊饮食的患者，应根据其病情制定相应的食谱。

（2）与患者及照护者沟通，给予饮食指导。

（3）患者进食和饮水延迟时，做好交接工作。

十二、排尿异常的护理

1. 评估和观察

（1）评估患者病情、意识状态、自理能力、合作程度，全面了解患者治疗及用药情况。

（2）了解患者饮水习惯、饮水量，评估排尿次数、尿量、伴随症状，观察尿液的性状、颜色、透明度等。

（3）评估膀胱充盈度、有无腹痛、腹胀及会阴部皮肤情况；了解患者有无尿管、尿路造口等。

（4）了解患者尿常规、血电解质检验结果等。

2. 操作要点

（1）尿量异常的护理

① 准确记录 24 小时出入液量和尿比重，监测酸碱平衡和电解质变化，监测体重变化。

② 根据尿量异常的情况，监测相关并发症的发生。

（2）尿失禁的护理

① 保持床单清洁、平整、干燥。

② 及时清洁会阴部皮肤，保持清洁干爽，必要时涂皮肤保护膜。

③ 根据病情采取相应的保护措施，可采用纸尿裤、尿套（男性患者）、尿垫、集尿器或留置尿管。

（3）尿潴留的护理。

① 诱导排尿，如调整体位、听流水声、温水冲洗会阴部、按摩或热敷耻骨上区等，注意保护患者隐私。

② 留置导尿管定时开放，定期更换。

3. 指导要点

（1）告知患者尿管夹闭训练及盆底肌训练的意义和训练方法。

（2）协助患者养成定时排尿的习惯。

4. 注意事项

（1）留置尿管期间，需关注尿道口清洁。

（2）尿失禁时注意局部皮肤的护理。

十三、排便异常的护理

1. 评估和观察

（1）评估患者心脑血管、消化系统情况。

（2）了解患者排便习惯、次数、便量，粪便的颜色、性状，有无排便费力、便意不尽等。

（3）了解患者饮食习惯；了解患者治疗、检查和用药情况。

2. 操作要点

（1）便秘的护理

① 指导患者增加富含纤维食物的摄入，适当增加饮水量。

② 指导患者按摩腹部，鼓励适当运动。

③ 引导患者每天定时排便。

④ 指导照护者正确使用通便药物，必要时灌肠处理。

（2）腹泻的护理

① 观察记录患者生命体征、出入量等。

② 保持会阴部及肛周皮肤清洁干燥，定期评估肛周皮肤有无破溃、湿疹等，必要时涂抹皮肤保护剂。

③ 合理安排患者饮食，协助患者餐前、便前、便后洗手。

④ 记录患者排便的次数和粪便性状，必要时留取标本送检。

（3）大便失禁的护理

① 评估患者大便失禁的原因，观察并记录粪便的性状、排便次数。

② 必要时观察记录患者生命体征、出入量等。

③ 做好会阴及肛周皮肤护理，评估肛周皮肤有无破溃、湿疹等，必要时涂抹皮肤保护剂。

④ 遵医嘱指导患者及其亲属合理膳食。

⑤ 指导患者根据病情和以往排便习惯，定时排便，进行肛门括约肌及盆底肌肉收缩训练。

3. 指导要点

（1）指导患者合理膳食。

（2）指导患者养成定时排便的习惯，适当运动。

4. 注意事项

（1）对于大便失禁、腹泻患者，应注意观察并护理肛周皮肤情况。

（2）腹泻者需注意观察有无脱水、电解质紊乱的表现。

十四、卧位护理

1. 评估和观察

（1）评估患者病情、意识状态、自理能力、合作程度。

（2）了解诊断、治疗和护理要求，选择适宜体位。

（3）评估患者自主活动能力、卧位习惯。

2. 操作要点

（1）平卧位

① 为患者垫薄枕，使其头偏向一侧。

② 对于昏迷患者，注意观察其神志变化；对于谵妄患者，应预防发生坠床，必要时使用约束带。

③ 做好呕吐患者的护理，防止窒息，保持舒适。

④ 注意观察皮肤情况，预防压损。

（2）半坐卧位

① 协助患者保持仰卧，将床头支架或靠背架抬高 30°～60°，使下肢屈曲。

② 放平时，先放平下肢，后放低床头。注意观察皮肤，预防压损。

（3）端坐卧位

① 协助患者坐起，在床上放一跨床小桌，桌上放软枕，方便患者伏桌休息；必要时可使用软枕、靠背架等支持物辅助坐姿。

② 防止患者坠床，必要时加床挡，做好背部保暖。注意观察皮肤，预防压损。

3. 指导要点

（1）协助并指导患者按要求采用不同体位，掌握更换体位时保护各种管路的方法。

（2）告知患者调整体位的意义和方法，提醒患者注意适时调整和更换体位，如患者局部感觉不适，应及时通知医务人员。

4. 注意事项

（1）注意各种体位承重处的皮肤情况，预防压损。

（2）注意各种体位的舒适度，及时调整体位。

（3）确保各种体位的安全，必要时使用床挡或约束带，防止患者坠落。

十五、体位转换

1. 评估和观察

（1）评估患者的病情、意识状态、皮肤状况、活动耐力及配合程度。

（2）评估患者当前体位是否舒适。

（3）在翻身或体位改变后，检查各导管是否存在扭曲、受压、牵拉等情况。

2. 操作要点

（1）协助患者翻身

① 检查并确认病床处于固定状态。

② 妥善安置各种管路，在翻身后再次检查管路是否通畅。

③ 轴线翻身时，保持整个脊椎平直，翻身角度不可超过 60°，当患者有颈椎损伤时，勿扭曲或旋转患者的头部，同时做好保护颈部的工作。

④ 准确记录翻身时间。

（2）协助患者体位转换

① 对于卧位到坐位的转换，特别是长期卧床患者要注意循序渐进。先半坐卧位，再延长时间逐步将其改为坐位。

② 协助患者从床尾移向床头时，根据患者病情放平床头，将枕头横立于床头，向床头移动患者。

3. 指导要点

（1）告知患者及照护者体位转换的目的、过程及配合方法。

（2）告知患者及照护者体位转换时和转换后的注意事项。

4. 注意事项

（1）注意各种体位转换间患者的安全，保护好管路。

（2）注意体位转换后患者的舒适度，同时密切观察患者病情、生命体征的变化，并准确记录体位调整时间。

（3）协助患者转换体位时，不可拖拉患者身体。

（4）注意各种体位受压处的皮肤情况，及时做好预防压损的护理工作。

十六、轮椅与平车使用

1. 评估和观察

（1）综合评估患者的生命体征、病情变化、意识状态、活动耐力及合作程度。

（2）全面评估患者的自理能力、治疗情况及各种管路的情况等。

2. 操作要点

（1）轮椅

① 患者与轮椅间的移动：使用前，检查轮椅性能，当患者从床上向轮椅移动时，在床尾处备好轮椅，将轮椅放在患者健侧并固定好。护士协助患者下床、转身，然后坐入轮椅，放好足踏板。当患者从轮椅向床上移动时，推轮椅至床尾，使轮椅朝向床头并固定，护士协助患者站起、转身、坐至床边，选择正确卧位。当患者从轮椅向坐便器移动时，将轮椅斜放，使患者的健侧靠近坐便器并固定，协助患者足部离开足踏板，健侧手按到轮椅的扶手，护士协助患者站立、转身，坐在坐便器上。从坐便器上转移到轮椅上时，按从轮椅向坐便器移动的程序反向进行。

② 轮椅的使用：当患者坐不稳或轮椅下斜坡时，要用束腰带保护患者。下坡时，倒转轮椅，使轮椅缓慢下行，让患者头及背部应向后靠。如有下肢水肿、溃疡或关节疼痛，可将足踏板抬起，并垫上软枕。

（2）平车

① 患者与平车间的移动：能在床上配合移动者采用挪动法；儿童或体重较轻者可采用 1 人搬运法；不能自行活动或体重较重者采用 2~3 人搬运法；病情危重或颈、胸、腰椎骨折患者采用 4 人以上搬运法。使用前，检查平车性能并清洁平车。借助搬运器具进行搬运、挪动时，将平车推至与床平行，并紧靠床边，固定平车，将盖被平铺于平车上，协助患者移动到平车上，注意安全和保暖。搬运时，应先将平车推至床尾，使平车头端与床尾成钝角，固定平车，由 1 人或以上人员将患者搬运至平车上，注意安全和保暖，然后拉起护栏。

② 平车的使用方法：将患者头部置于平车的大轮端，推车时小轮在前，控制车速适宜，拉起护栏，护士站于患者头侧。上下坡时应使患者头部在高处一端。在运送过程中，要保证输液和引流的通畅，对于特殊引流管可先行夹闭，防止牵拉脱出。

3. 指导要点

（1）告知患者在使用轮椅或平车时的安全要点及配合方法。

（2）告知患者当感觉不适时，要及时告知医务人员。

4. 注意事项

（1）使用前应先检查轮椅和平车，确保其完好无损方可使用。同时，将轮椅、平车放置在合理位置，移动前应先固定。

（2）在轮椅、平车使用过程中，注意观察病情变化，确保患者的安全。

（3）保护患者安全、舒适，注意保暖。

（4）遵循节力原则，控制速度适宜。

（5）搬运过程中，妥善安置各种管路和监护设备，避免牵拉。

第三节　居家安宁疗护服务对象的心理支持和人文关怀

心理支持的目的是恰当运用沟通技巧，与患者建立信任关系，引导患者正视并接受疾病状况，帮助患者应对情绪反应，鼓励患者及家属参与，尊重患者意愿，使其保持乐观顺应的态度度过生命终期，进而舒适、安详且有尊严地离世。

一、心理社会评估

1. 评估和观察

全面评估患者的病情、意识情况，以及理解能力和表达能力。

2. 操作要点

（1）广泛收集患者的一般资料，包括年龄、性别、民族、文化程度、信仰、婚姻状况、职业环境、生活习惯、嗜好等方面。

（2）深入收集患者的主观资料，包括患者的认知能力、情绪状况及行为能力，社会支持系统及其利用情况，对疾病的主观理解和态度及应对能力。

（3）仔细收集患者的客观资料。通过体检评估患者生理状况，关注患者的睡眠、饮食方面有无改变等。

（4）记录有关资料。

3. 注意事项

（1）与患者交谈时，明确确立交谈目标，获取有效信息。

（2）沟通时多采用开放式提问方式，鼓励患者主动叙述病情，交谈后进行简单小结，核对或再确认交谈的主要信息。

（3）交谈时与患者保持适度的目光接触，注意倾听。

（4）保护患者的隐私权与知情权。

（5）用通俗易懂的语言解释与疾病相关的专业名词。

二、医患沟通

1. 评估和观察

（1）评估患者的意识状态和沟通能力。

（2）精准评估患者和家属对沟通的心理需求程度。

2. 操作要点

（1）倾听患者话语时，专注注视对方眼睛，身体微微前倾，适当给予语言回应，必要时可重复患者的话语。

（2）适时使用共情技术，尽量理解患者情绪和感受，并用语言和行为表达对患者情感的理解和愿意帮助患者的态度。

（3）陪伴患者时，保持足够的耐心，多使用具有鼓励性和指导性的话语，适时使用治疗性抚触。

3. 注意事项

（1）言语沟通时，语速适当，吐字清晰，用词简单易理解，告知患者信息时内容要清晰简短，交流时机要得当。

（2）非言语沟通时，表情亲切，态度诚恳。

三、帮助患者应对情绪反应

1. 评估和观察

（1）全面评估患者的心理状况和情绪反应。

（2）运用恰当的评估工具筛查和评估患者的焦虑、抑郁程度及有无自杀倾向。

2. 操作要点

（1）积极鼓励患者充分表达内心感受。

（2）恰当运用沟通技巧，表达对患者的理解和关怀（如倾听、沉默、触摸等）。

（3）鼓励家属陪伴在患者身边，促进家属和患者之间的有效沟通。

（4）指导患者使用放松技术减轻焦虑，如深呼吸、散步、听音乐等。

（5）帮助患者寻求团体和社会的支持。

（6）指导患者制定现实可及的目标和实现目标的计划。

（7）当患者出现愤怒情绪时，耐心帮助其找出引起愤怒的原因，给予有针对性的个体化辅导。

（8）若患者有明显抑郁状态，及时联系心理咨询或治疗师进行专业干预。

（9）如患者出现自杀倾向，应及时疏导患者，预防意外发生。

3. 注意事项

（1）为患者提供安宁、隐私的环境，减少外界环境对患者情绪的影响。

（2）尊重患者的权利，维护其尊严。

（3）正确识别患者的焦虑、抑郁、恐惧和愤怒等情绪，帮助其调节情绪。

四、尊重患者权利

1. 评估和观察

（1）评估患者是否因种族、文化和信仰的差异而存在特殊习俗。

（2）评估患者的知情权和隐私权是否得到切实保障。

2. 操作要点

（1）对患者开展入院须知的宣教工作。

（2）为患者提供全面的医疗护理信息，包括详细的治疗护理计划，并且允许患者及其亲属参与医疗护理决策、医疗护理过程。

（3）尊重患者的价值观与信仰。

（4）在诊疗过程中，时刻注意保护患者隐私。

3. 注意事项

（1）始终尊重患者的权利和意愿。

（2）在整个诊疗护理过程中，平等地对待每一位患者。

五、社会支持系统

1. 评估和观察

（1）观察患者在医院环境中的适应情况。

（2）评估患者的人际关系状况，以及亲属给予的支持情况。

2. 操作要点

（1）对患者亲属开展教育活动，使其了解治疗过程，引导亲属参与部分心理护理工作。

（2）鼓励患者的亲戚朋友增加陪伴患者的时间，给予患者情感上的鼓励。

3. 注意事项

（1）根据患者疾病所处的不同阶段，选择不同的社会支持方式。

（2）指导患者积极寻求社会支持，充分发挥社会支持的作用。

六、死亡教育

1. 评估和观察

（1）评估患者对死亡的态度。

（2）评估患者的性别、年龄、受教育程度、疾病状况、应对能力、家庭关系等影响死亡态度的个体和社会因素。

2. 操作要点

（1）尊重患者的知情权，引导患者正视并接受当前的疾病状况。

（2）帮助患者了解有关死亡、濒死的知识，引导其正确认识死亡。

（3）评估患者对死亡的顾虑和担忧，给予有针对性的解答和辅导。

（4）引导患者回顾人生，肯定生命的意义。

（5）鼓励患者制定现实可行的目标，并协助其完成心愿。

（6）鼓励患者与亲属坦诚沟通，适时表达关怀与爱。

（7）允许患者亲属陪伴，与患者告别。

3. 注意事项

（1）建立相互信任的治疗性关系，是开展死亡教育的前提。

（2）坦诚沟通关于死亡的话题，不敷衍、不回避。

（3）患者对死亡的态度受多种因素影响，要尊重患者。

七、哀伤辅导

1. 评估和观察

（1）观察家属的悲伤情绪反应和表现。

（2）评估患者家属的心理状态、意识情况、理解能力、表达能力及所拥有的社会支持系统。

2. 操作要点

（1）提供安静、隐私的环境。

（2）在遗体料理过程中，要尊重逝者及其亲属的习俗，允许逝者亲属参与，满足其需求。

（3）陪伴、倾听家属，鼓励其充分表达悲伤情绪。

（4）采用适合的悼念仪式帮助家属接受现实，与逝者告别。

（5）鼓励逝者亲属参与社会活动，顺利度过悲伤期，开始新的生活。

（6）采用电话、信件、网络等形式提供居丧期随访支持，表达对居丧者的慰问和关怀。

（7）充分发挥志愿者或社会支持系统在居丧期随访和支持中的作用。

3. 注意事项

（1）悲伤具有个体化的特征，表现因人而异，医护人员应能识别正常的悲伤反应。

（2）重视对特殊人群，如老年居丧者和儿童居丧者的支持。

第四节　临终患者亲属的心理调适和哀伤辅导

临终患者亲属层面的核心服务内容包括：亲属的心理疏导、哀伤辅导、团体活动支持。主题涉及患者护理、沟通、经验支持、压力舒缓、爱的表达、灵性照护等，旨在让亲属掌握照护患者身体与心理的方法，消除患者亲属的焦虑情绪。哀伤辅导是亲属支持中非常重要的一项服务，即协助亲属处理因与逝者分离而产生的各种情绪困扰，完成未尽事宜，并与逝者告别。在服务过程中，专科护士需要对存在哀伤风险的家属进行评估，针对有潜在哀伤情绪的家属开展预期性哀伤辅导。

1. 评估与观察要点

（1）评估临终患者亲属的情绪反应及心理需求。

（2）评估患者家属的文化习俗、信仰，以及其对死亡的态度。

（3）评估患者家属意识情况、家庭情况、心理及社会支持情况。

2. 护理要点

（1）提供安静、隐私的环境。

（2）在遗体料理过程中，尊重逝者及其亲属的习俗，满足逝者亲属的需求，为其提供与逝者遗体告别的空间与机会。

（3）陪伴、倾听、鼓励逝者亲属，帮助他们排解悲伤情绪。

（4）根据逝者亲属的需求和意愿，指导其料理逝者遗体。

（5）采用适合的悼念仪式，让逝者亲属接受现实，真正与逝者告别。

（6）鼓励逝者亲属参与社会活动，帮助他们度过悲伤期，开始新的生活。

（7）通过电话、微信等方式进行居丧期随访支持，向居丧者表达慰问与关怀。

（8）充分发挥志愿者或社会支持系统在居丧期随访和支持中的作用。

3. 指导要点

（1）悲伤具有个体化特征，表现因人而异，医护人员应具备识别正常悲伤反应的能力，教会逝者亲属调节自身情绪的技巧。

（2）着重关注特殊人群，如老年居丧者和儿童居丧者。

4. 注意事项

（1）以同理心倾听逝者亲属的倾诉。

（2）尊重哀伤者的风俗习惯及宗教信仰。

第五节 居家安宁疗护巡视护理记录单

居家安宁疗护巡视护理记录单，如表 4-1 所示。

表 4-1 居家安宁疗护巡视护理记录单

<table>
<tr><td>居家个案号</td><td></td><td>姓名</td><td>性别</td><td>年龄</td></tr>
<tr><td>巡视时间</td><td></td><td colspan="3">诊断</td></tr>
<tr><td>症状的控制（13 项）：若存在上述症状，则在对应位置画圈</td><td colspan="4">疼痛、呼吸困难、咳嗽咳痰、咯血、恶心呕吐、呕血便血、腹胀、水肿、发热、恶病质、口干、失眠、谵妄</td></tr>
<tr><td>舒适照护（16 项）：此次需完成的画圈</td><td colspan="4">病室环境管理、床单位管理、口腔护理、肠内营养的护理、肠外营养的护理、静脉导管维护、留置导尿管护理、会阴护理、协助沐浴和床上擦浴、床上洗头、协助进食和饮水、排尿异常的护理、排便异常的护理、卧位护理、体位转换、轮椅与平车使用</td></tr>
<tr><td>心理支持及人文关怀（7 项）：完成的画圈</td><td colspan="4">心理社会评估、医患沟通、帮助患者应对情绪反应、尊重患者权利、社会支持系统、死亡教育、哀伤辅导</td></tr>
<tr><td>存在的问题及采取的改进措施</td><td colspan="3"></td><td></td></tr>
<tr><td>处理的改进效果评价</td><td colspan="3"></td><td></td></tr>
<tr><td>还需要重点解决的护理问题</td><td colspan="3"></td><td></td></tr>
<tr><td>针对性护理方案</td><td colspan="3"></td><td></td></tr>
<tr><td>下次需要准备的物品</td><td colspan="3"></td><td></td></tr>
<tr><td>会诊记录</td><td colspan="3"></td><td></td></tr>
<tr><td>收费项目记录</td><td colspan="3"></td><td>家属签字</td></tr>
<tr><td rowspan="2">建议</td><td colspan="3" rowspan="2"></td><td>家属</td></tr>
<tr><td>医护</td></tr>
</table>

巡视责任护士：　　　　　　　　　　　年　　月　　日

第五章

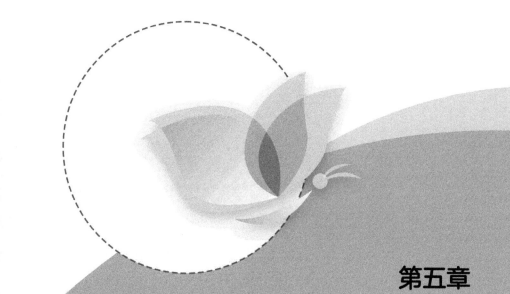

居家安宁疗护分级诊疗、转介及家庭会议规范

第一节　居家安宁疗护分级诊疗流程

居家安宁疗护分级诊疗流程图，见图 5-1。

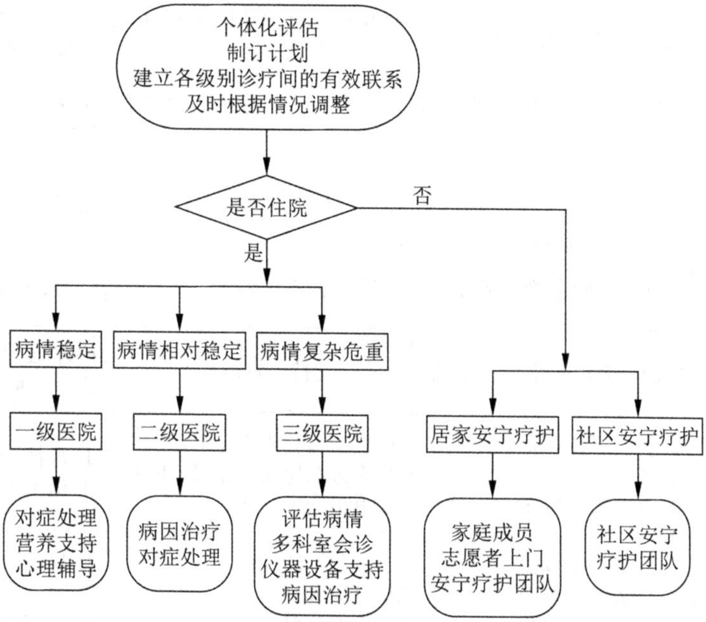
个体化评估
制订计划
建立各级别诊疗间的有效联系
及时根据情况调整
是否住院
否
是
病情稳定
病情相对稳定
病情复杂危重
一级医院
二级医院
三级医院
居家安宁疗护
社区安宁疗护
对症处理
营养支持
心理辅导
病因治疗
对症处理
评估病情
多科室会诊
仪器设备支持
病因治疗
家庭成员
志愿者上门
安宁疗护团队
社区安宁
疗护团队

图 5-1　居家安宁疗护分级诊疗流程图

第二节　居家安宁疗护服务转介规范

居家安宁疗护服务转介规范，如表 5-1 所示。

表 5-1　安宁疗护机构分级、居家服务转介规范（试行）

机构类别	安宁疗护指导中心 三级医疗机构	二级/一级医院、乡镇 卫生院、社区卫生服务中心	居家安宁疗护 家庭医生团队
主要职责	制定居家安宁疗护流程和规范，培训指导区内从业人员，为基层提供技术支持	组织推动居家安宁疗护工作，满足社会和市场需求	实施居家安宁疗护服务
定　位	培训及技术支持	主要力量	实施主体

续表

机构类别	安宁疗护指导中心 三级医疗机构	二级/一级医院、乡镇 卫生院、社区卫生服务中心	居家安宁疗护 家庭医生团队
收治特点	复杂、疑难病例	诊断和评估明确	居家安宁疗护条件符合
临床实施	复杂、疑难病例诊治	社区安宁疗护住院照护住院喘息式照护	巡诊、护理照护、全程管理
开展技术	安宁疗护标准化技术规范培训	实施推广安宁疗护技术操作规范	居家安宁疗护适宜技术
技术力量	多学科团队	相关专科会诊支持	符合专业团队基本要求
互联网 +医疗	培训、远程会诊、指导	宣教、推广、支持	咨询、随访、宣教
互联网 +护理	培训、会诊、指导、帮扶	会诊、支持、宣教	护理维护，预约服务、家属宣教
患者转出	① 符合转出标准 ② 无床收治 ③ 退出安宁疗护	① 病情变化需要上转/下转 ② 患方意愿要求上转/下转 ③ 退出安宁疗护	① 病情变化要求 ② 退出安宁疗护
转出标准	① 症状控制满意 ② 分级管理需要 ③ 患方意愿改变	① 症状不能控制 ② 分级管理需要 ③ 患方意愿改变	① 症状不能控制 ② 患方要求 ③ 患方意愿改变
患者转入	① 下级机构需求 ② 符合转入标准	① 分级管理需要 ② 居家患方需要	① 分级管理需要 ② 患方意愿要求
转入标准	① 下级症状控制不佳 ② 患方要求	① 上级病情稳定 ② 居家症状控制不佳	① 症状控制满意 ② 患方意愿要求
患者管理模式	在院病床管理	在院病床管理形式， 居家责任医护随访	家庭医生安宁疗护专业团队

第三节　居家安宁疗护服务前访谈内容和知情同意要求

告知和知情同意是治疗中医患双方建立互信的桥梁。通过有效沟通，患者和家属了解并信任居家安宁疗护专科护理工作，为实施专科护理营造良好医患关系。告知患者的内容需有科学依据，所提供的告知信息应维护患者的知情权，且内容要与医院专科意见一致，避免引发不必要的纠纷。对于知识丰富、阅历广、理解力强的患者，多借助科学依据使其理解安宁疗护方案；对于情绪不稳定、性格敏感的患者，要耐心解释、安慰，倾听并了解其需求，多给予鼓励，让患者趋于安宁、平静、舒适，增强其对安宁疗护的信任。

要落实告知和知情同意制度，提高专科护理人员的沟通技巧，促使其学习相关法律法规，规范服务行为。在告知过程中，专科护理人员要做到文明礼貌、举止文雅、语言亲切，耐心解答患者提出的疑问，体谅患者过激的语言行为，以达到有效告知和防范医患纠纷的目的。

1. 告知方式

（1）口头告知

以谈话或行为示范的方式，告知患者治疗相关项目、治疗项目安排、总体疗效和注意事项。告知治疗方案时，要尊重患者本人的意愿及选择权，引导患者在保证临床疗效且不对身体造成伤害的前提下，选择最佳治疗方案，确保告知沟通效果。

（2）图文告示

在休息区放置色彩鲜明、图文并茂的居家安宁疗护知识、诊疗项目和相关健康宣教的宣传册页，同时公示收费项目价格表及监督电话。

（3）书面告知

以知情同意书形式，告知居家安宁疗护相关诊疗项目、护理照护项目、家属配合和注意事项。医者耐心解释知情同意书内容，患者认真阅读后在知情同意书上签名确认（必要时可由患者监护人或直系亲属代替签字），医者将知情同意书归档。专科可分别制定居家安宁疗护护理知情同意书。

2. 告知内容

（1）医院居家安宁疗护管理中心和家庭医生居家安宁疗护专业团队情况。

（2）居家安宁疗护相关治疗项目及治疗目的。

（3）居家巡视护理和照护过程中需要患者配合的事项和注意要点。

（4）病情评估、相应护理治疗方案、医疗风险和可能发生的并发症。

（5）居家安宁疗护护理过程中需要监测的检查项目。

（6）治疗过程中根据具体情况及时调整医嘱和护理方案的可能性。

（7）患者或家属不配合医护治疗的行为将承担的责任。

（8）在居家安宁疗护巡视护理期间，患者不得接受院外非医疗机构人员的护理服务。

(9) 告知患者要配合护理治疗，否则发生意外或治疗效果不佳时，患者自负后果。

(10) 居家安宁疗护护理项目价格、特殊耗材和用品价格费用。

(11) 交费和退费程序及规范。

(12) 居家安宁疗护护理治疗安全相关事项。

(13) 咨询方式和联系电话。

3. 医患沟通和知情同意

(1) 专科护理前沟通

专科护士接诊患者时，应依据主管家庭医生作出的初步诊断和病情评估，与患者及其亲属充分沟通，征求意见，了解诉求，争取家属和患者对安宁疗护服务的理解，并将沟通内容记录在居家安宁疗护护理病历中。

病情评估：在主管家庭医生初步诊断和病情评查结果的基础上，向患者及其亲属介绍服务模式和服务内容，就诊断、评估、先期护理内容、护理安排和操作方法进行沟通。

拟实施的护理方案：提供2种以上护理服务方案，并说明各方案的利弊，供患者选择。

(2) 诊疗过程的沟通

主诊医生应向患者（家属）介绍疾病诊断情况、主要治疗措施、重要检查的目的及结果、疾病病情及预后、某些治疗可能引起的并发症与不良反应、治疗费用情况等，并听取患者的意见，回答患者及其亲属提出的问题。

治疗期间重点沟通事项：患者病情变化时随时沟通；有风险护理处置前沟通；变更护理治疗方案时沟通；会诊和转诊前沟通；发生护理不良事件后沟通；可预见并发症沟通；费用较高的护理项目处置前沟通；发生欠费且影响患者护理治疗时沟通。

(3) 患者死亡后（居家安宁疗护结束）与家属沟通

患者死亡后居家安宁疗护结束，责任护士应向患者家属说明居家安宁疗护的全过程和总体情况，对其家属进行心理疏导和心理抚慰，并定期回访。

(4) 沟通记录要求

每次沟通都应有详细记录。记录内容包括沟通的时间、地点，参加的医护人员及患者或家属姓名，以及沟通的实际内容、沟通结果。每次沟通记录均要求患者或患者家属和医护人员签署意见并签名。

第四节 居家安宁疗护服务流程

居家安宁疗护服务流程：

一、登记与选择

1. 患者或家属需向安宁疗护机构提出申请，或由医护人员根据临床症状提出建议。

2. 患者及家属需选择适合的安宁疗护服务机构和服务方式，并进行预约登记。

二、识别与评估

1. 执业医师将根据患者的病史和收治条件进行初步评估，使用卡氏功能评分量表（KPS）和姑息功能量表（PPS）来评估患者的功能状态和预期生存期。

2. 评估内容涵盖病情、疼痛、心理与社会需求等，通过视、听、嗅、味、触等感觉观察和交谈进行身体评估。

三、确定服务形式与签署文件

1. 根据评估结果，医师将综合评估患者及其家属的需求、家庭环境、经济状况等，确定服务形式（居家、门诊或住院）。

2. 患者或家属需签署《安宁疗护告患者（家属）书》和《安宁疗护协议书（知情同意书）》。

四、照护与执行

1. 执业医师和护士将制定诊疗和护理计划，包括药物管理、疼痛管理、症状缓解、营养支持和心理支持。

2. 定期访问患者，确保病情得到控制，并根据需要进行调整。

五、动态评估与调整

1. 在治疗过程中，进行动态评估，包括生存期、心理需求和社会需求等。

2. 根据评估结果调整治疗方案，确保患者获得最佳的治疗效果。通过这一流程，居家安宁疗护旨在提供全面的支持和服务，确保患者能在生命的最后阶段得到适当的关怀和尊重。

第五节 居家安宁疗护家庭会议规范

一、术语及定义

1. 安宁疗护

安宁疗护是以终末期患者及其家属为中心，采用多学科协作模式开展的实践活动。其为患者提供身体、心理、精神等多方面的照料和人文关怀等服务，旨在缓解患者的痛苦和不适症状，提高生命质量，帮助患者有尊严地离世，最终达成逝者安详、生者安宁、观者安顺的目标。

2. 家庭会议

家庭会议是安宁疗护多学科团队与患者及其家属之间进行有效沟通的途径。其目的在于传递患者疾病的相关信息、评估患者及其家属的需求、给予患者及其家属帮助，以及讨论照护目标和照护策略并达成共识。

3. 家庭结构

家庭结构指家庭中成员的构成、成员间相互作用和相互影响的状态，以及因家庭成员之间不同关系而形成的相对稳定的联系模式。

4. 安宁疗护多学科团队

安宁疗护多学科团队是为终末期患者及其家属提供照护服务的多学科团队，成员包括医生、护士、药师、营养师、物理治疗师、心理咨询师、志愿者、社会工作者等。

5. 近亲属

近亲属指配偶和三代内的直系血亲，具体涵盖配偶、父母、子女、兄弟姐妹、祖父母、外祖父母、孙子女、外孙子女。

二、基本要求

1. 实施家庭会议的安宁疗护多学科团队应包含安宁疗护护士、主管医生，也可纳入药师、营养师、物理治疗师、心理咨询师、社会工作者、志愿者等。

2. 安宁疗护护士担任家庭会议主持人，须具备良好的沟通能力与团队协作能力，负责参与人员间的沟通协调、收集资料，并推动家庭会议的整个过程。

3. 开展家庭会议应以患者及其家属为中心。对于具有自主决策能力的患者，需征得患者本人同意；对于无自主决策能力的患者，可征得具有医疗决策权的患者家属或近亲属同意。

4. 应合理控制参与人数，保持多学科团队与患方人数相对均衡。

三、实施家庭会议的时机

1. 患者病情发生变化时。

2. 患者或其家属对安宁疗护方案存在疑虑时。

3. 制定重要的医疗决策和计划时。

4. 患者或其家属要求安排家庭会议时。

四、家庭会议前准备

1. 应评估实施家庭会议的时机，向患者或其家属介绍家庭会议相关情况，征得患者及其家属同意。应邀请具有医疗决策权的家属参加家庭会议。

2. 应与患者或其家属沟通，明确需解决的关键问题。应收集患者或其家属的家庭结构、经济状况、文化水平、生活方式、社会关系等信息，了解患者或其家属的价值观。在开展首次家庭会议前，可借助家系图了解患者的家庭结构。

3. 应与多学科团队成员就患者的重要病情、预后、可能的治疗及照护方案等达成共识，确定家庭会议的主要目标和议程。

4. 应提前确认多学科团队及患方参会人员，并确定患者是否参会，告知家庭会议的时间和地点。必要时，可借助电话或网络视频开展家庭会议。

5. 应安排舒适、安静、不被打扰的环境，场地布置宜采用围桌式。应提供记录用物，还可提供健康教育资料、视频设备、传呼设备、纸巾、水等用品。

五、家庭会议的实施

1. 主持人应引导多学科团队和患方就座，介绍家庭会议的主要目标、议程和预计持续时间，参会人员依次进行自我介绍。

2. 请患者陈述对目前病情、预后、照护方案等临床信息的认知和需求。对于临床信息掌握不全的患者，多学科团队宜进行澄清、总结其陈述，并对其观点和信息予以补充和完善。

3. 多学科团队与患方共同讨论并确认照护目标。

4. 应根据照护目标，对可提供的照护措施、可获取的照护资源、家属的照护能力进行综合性分析，与患方讨论照护方案并达成共识。当患者决策困难时，应依据患者或其家属的目标和价值观，提供有针对性的分析和建议。

5. 会议过程中，应关注患者或其家属的情绪变化并适时给予支持。若出现冲突，应暂停家庭会议，必要时联系相关人员或部门协助解决。

6. 应适时总结会议的阶段性结果，包括一致意见、不同意见和照护计划等。该过程贯穿会议始终。

7. 应简要回顾并总结会议内容，主持人明确会议达成的共识和后续计划。

六、记录与随访

1. 记录此次家庭会议的参与人员、会议过程、决策内容、后续计划等，可书写护理记录。

2. 应在家庭会议后 72 小时内进行随访，跟踪照护计划的执行情况，评估患者或其家属需求的满足程度，可根据需要安排下一次家庭会议。

七、注意事项

1. 应避免在紧急情况下被动召开家庭会议，避免将家庭会议用于病例讨论或多学科会诊。

2. 应针对终末期患者或其家属主要的照护目标展开家庭会议，避免一次会议包括多个主题。

3. 应保护患者隐私和安全。有决策能力的患者若未出席家庭会议，应根据其家属的意愿，告知患者家庭会议的主要内容。

4. 对于卧床患者要求参加的家庭会议，可将会议场地设置在单独的房间，并提前做好环境和用物准备。

5. 会议过程中，应采取开放式沟通方式引导患者或其家属陈述，应采用通俗易懂的语言，尽量避免使用晦涩难懂的专业术语。

6. 若患者出现身体不适或病情变化，应允许其中途离场或终止家庭会议。

7. 家庭会议时间通常为 30~60 分钟，时间最长不宜超过 60 分钟。

第六章

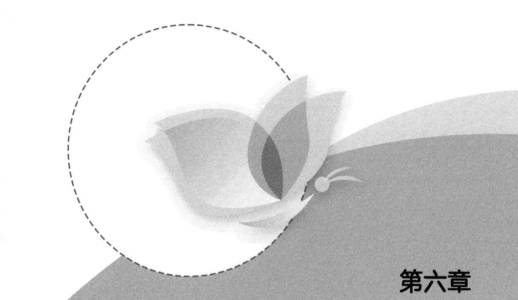

居家安宁疗护“互联网+护理服务”规范

第一节　“互联网+护理服务”人员资质准入标准

一、人员资质准入要求

为确保“互联网+护理服务”安全有效开展，保障服务人员具备专业规范的服务能力，对服务人员提出以下要求：

1. 注册护士应当具备5年以上临床护理工作经验和护师以上技术职称。

2. 熟练掌握居家安宁疗护专科护理理论和技术。

3. 具备良好的沟通协调能力和现场应急抢救能力。

4. 拥有良好的思想品质和职业素质。

5. 自愿参加居家安宁疗护“互联网+护理服务”。

6. 服务人员由护理部组织，居家安宁疗护负责人根据专科标准进行筛选，经培训考核合格，取得“互联网+护理服务”培训合格证书后方可上岗。

二、管理小组组长职责

1. 在护理部的指导下进行工作，负责制定居家安宁疗护规章制度、流程、应急预案等，定期向护理部汇报“互联网+护理服务”开展情况。

2. 护理部在院内筛选居家安宁疗护出诊服务护理人员，并组织相关培训与考核，对出诊服务护士进行调度。

3. 积极推进“互联网+护理服务”的开展，指导居家安宁疗护的各项工作。

4. 对“互联网+护理服务”工作质量进行监管，定期督查工作质量，对存在的问题及时分析并整改。

5. 收集平台在使用过程中的问题，及时反馈系统缺陷，督促技术人员不断完善平台功能和质量，开发平台新功能。

6. 配合护理部增设新的服务项目，持续推进“互联网+护理服务”工作。

7. 持续完善“互联网+护理服务”质量评价标准，定期召开“互联网+护理服务”专科项目负责人工作会议，讨论分析，持续改进。

三、护理人员职责

1. 在护理部及居家安宁疗护“互联网+护理服务”项目负责人的指导下开展工作。

2. 做好出诊前患者病情评估、沟通及交代注意事项等工作。

3. 出诊前将各类物品、医疗用品准备齐全，按时出诊。

4. 严格遵守“互联网+护理服务”规范、法律法规、平台操作流程及规章制度。

5. 按照护理技术操作流程及标准开展各项护理服务项目。

6. 密切观察患者病情变化，给予及时、有效的处置，必要时启动应急预案。

7. 向患者及家属做好疾病相关的健康宣教工作。

8. 落实医源性废弃物的规范处理。

9. 遵守本院互联网信息安全管理制度，不泄漏患者的信息。

四、应急人员工作职责

1. “互联网+护理服务”应急人员应服从护理部的统一安排。

2. 应急人员必须保持24小时通信畅通。

3. 应急人员接到出诊服务护理人员急救通知时，应及时根据指令或患者病情准备应急物品及药品，积极参与应急工作。

4. 应急人员积极参加医院关于各项技能的培训，不断提高急救技能，认真执行护理操作规程和流程，落实医院感染管理制度。

五、培训考核

所有开展护理服务的护士需通过培训，掌握居家安宁疗护护理工作的基本知识、相关专科技能、操作流程、家庭病床和健康管理等内容；具备良好的职业道德素养、沟通交流能力和护理所需的专业照顾、病情观察、心理护理、健康教育、康复指导等护理服务能力；增强人文关怀和责任意识，能够独立、规范地为居家患者提供护理服务。

1. 培训对象

参与居家安宁疗护“互联网+护理服务”护理服务的护士。

2. 培训目标

熟悉基础知识和专科知识，掌握基本及专科技能操作规范，将基本及专科评估技巧正确运用于居家护理服务实践中，掌握护理平台操作使用流程，严格按照居家护理服务规范操作使用护理平台，通过培训能够独立开展居家护理服务。

3. 培训方式

护理部组织开展护理服务的护士参与“互联网+护理服务”岗前培训，通过线上+线下结合的方式，针对专科技术操作、平台使用等方面内容进行培训。

4. 培训内容

（1）理论培训

居家安宁疗护护理理论知识：护理服务规范与流程、如何正确进行综合评估、遭遇突发事件时应如何防范与处理等。

如何规范接诊患者及家属：入户前的准备、入户后的服务技巧、操作后的健康指导等。

医疗废物处理：医疗废弃物处理规范及要求、处理地点及处理时间等。

（2）专科操作技能培训

巩固各项护理操作技术，熟练掌握居家安宁疗护专科操作流程，严格按照操作规范进行服务，熟练掌握居家安宁疗护常见操作，对机构已提供的服务项目进行居家护理标准化操作培训，如胃管、尿管、PICC 护理、造口护理、压力性损伤预防与护理等。

（3）护理平台操作使用培训

公司对开展护理服务的护士进行平台操作使用全流程培训，包括指导患者使用小程序下单、护理人员 App 登录、接单、出门、开始、完成、帮助患者预约服务等内容。

（4）培训考核制度

培训结束后对参加培训的相关人员进行考核，考核合格者，获得“互联网+护理服务”资质准入。

第二节　“互联网+护理服务”管理制度

护理人员及运营机构在通过“互联网+护理平台”开展“互联网+护理服务”的过程中，应严格遵循相关国家、行业标准，并执行下述质量安全管理制度、网约护士质量管理制度、护理风险防范制度、耗材管理制度、医疗废弃物处置管理制度、服务记录信息书写管理制度、信息安全管理制度、突发事件应急管理制度等，实现“互联网+护理服务”的有效质控和管理，保障信息安全，并做好应对突发事件的准备。

一、质量安全管理制度

1. 医院

（1）由分管院长—护理部—“互联网+护理服务”专科护理管理小组负

责人组建专科质控小组，在院领导、护理部主任的领导下开展工作，全面负责“互联网+护理服务”质量管理。

（2）实施三级护理质量管理方式，护理部定期对专科管理小组护理人员的线上/线下护理服务质量进行督查；“互联网+护理服务”组长定期对线下服务（上门服务）的服务记录信息书写进行督查；专科护理项目负责人每月对线上/线下护理技术、服务质量进行督查，聚焦服务规范、耗材管理和患者照护结局的追踪，全面落实护理质量控制。

（3）制定“互联网+护理服务”质量控制评价标准和质量控制实施方案，定期评价质量管理效果，针对出现的问题及时反馈并纠正偏差（附护理质量目标）。

（4）护理部定期对各专科进行护理质量评价，了解专科质量控制实施情况。

（5）强化“互联网+护理服务”专科项目护理人员的质量管理教育，树立质量管理意识，鼓励全员参与。

（6）“互联网+护理服务”质量目标：

① 护理技术操作合格率100%；

② 护理人员理论考试合格率100%；

③ 医疗废物处理合格率达100%；

④ 护理服务记录合格率≥95%；

⑤ 护理服务患者满意度≥98%；

⑥ 护理投诉发生率≤0.5%；

⑦“互联网+护理服务”医德医风考评合格率达100%。

2. 平台运营机构

（1）负责服务过程的质控管理。若查实护理人员在服务过程中有违规行为，根据管理规则给予警告、罚款、剥夺其服务资格等相应处分。

（2）负责审核服务项目，确认各服务项目申请和服务记录所需的规范信息，并将该信息录入规则通过信息技术平台进行统一管理。

（3）需确保信息技术平台系统正常运行、数据安全和相关信息隐私保护。妥善保存服务过程中的记录信息，确保信息的完整性。

（4）按照规定进行抽查回访，抽查回访比例不低于当年服务总人数的10%。

（5）需结合回访评估、客户评估、系统数据，综合考核服务人员的服务质量，筛除服务质量差的人员。

二、网约护士质量管理制度

1. 网约护士上岗前需接受专业护理理论及技能培训。护理部负责护理人员服务能力的培训与考核，运营机构负责对护理人员进行业务流程培训，教会护理人员使用移动工具。

2. 网约护士接单后，应根据患者实际情况指导患者做好物品、药品、环境等方面的准备。网约护士利用休息时间服务，要求在护患双方约定时间内完成“互联网+护理服务”。

3. 网约护士提供“互联网+护理服务”时，应严格遵守服务规范，如实填写服务记录，严格履行信息安全管理制度，若发现弄虚作假者将取消其网约护士资格。

4. 网约护士提供“互联网+护理服务”时，应严格遵守护理操作流程，执行“查对制度”，至少同时使用姓名、年龄核对患者身份，并进行“三查七对”（操作前、操作中、操作后查；核对姓名、药名、剂量、浓度、时间、用法、药物的质量），对疑有变质或已超过有效期的药物，应立即停止使用，确保对患者所实施的治疗和护理措施操作正确。同时，鼓励患者参与和监督查对制度的执行，即实施“双向”查对。

5. 不得使用非医院提供的耗材；检查包装、有效期等相关信息，确保耗材质量安全。

6. 操作完毕后，需将医疗废物带回医院进行分类处理。

7. 护士不得私自与患者签订协议进行服务或现场收取服务费，所有费用均须患者通过平台支付。

8. 服务及评价：护士按服务要求对患者进行护理，服务完毕后，服务申请者在系统中进行评价。

三、护理风险防范制度

为规避互联网护理业务开展中的护理风险，保障护理方和患者双方人身安全，开展“互联网+护理服务”的平台应确认患者身份、规范服务人员的护理行为，并对服务全流程进行记录，从而规避可能发生的护理风险，同时将应急指导小组及商业保险作为风险防范的后盾。

1. 提供“互联网+护理服务”的护理人员应由医院负责提供专业的护理技能培训，由运营机构负责服务规范培训及服务端使用培训，确保护理人员具备规范的护理能力。

2. 在申请“互联网+护理服务”前，患者应进行实名认证，填写真实的地址和服务申请相关信息。

3. 护理人员在通过服务端接受患者申请护理服务时，需要审核服务项目、服务地址及预约服务时间，评估患者信息和服务申请信息，在满足服务管理要求的情况下方可接单。若对患者情况有疑问应联系服务申请者，提前沟通或委托运营人员进行提前沟通。

4. 护理人员从出门前往服务申请者处至完成服务过程，应如实使用服务端进行状态记录，实时变更信息，使服务行为全程留痕。

5. 护理人员在服务过程中需按照《护理质量安全管理制度》进行规范操作，禁止危险护理行为。

6. 护理人员在护理服务结束后须在服务端如实填写服务记录信息，确保服务记录完整、真实。

7. 在护理方和患者双方均严格遵守本制度规定的前提下发生的意外风险，由运营机构提供的责任保险承担。

8. 因服务申请者隐瞒病情、私下交易或其他不符合本方案规定要求的行为而造成服务责任的，应由服务申请者自行承担责任。

9. 医院成立“互联网+护理服务”应急指导小组。小组成员须具备“互联网+护理服务”的专业技能知识，能够根据护理行为中出现的各种情况进行及时分析，指导现场服务人员进行处理。

四、耗材管理制度

该制度适用于“互联网+护理服务”服务过程中所需使用的耗材管理，旨在确保耗材的采购、领取、使用等流程规范、管理有效，以顺利开展“互联网+护理服务”。

1. 医院负责确定各个服务项目中可能使用的医用耗材，在项目审核阶段同步提交耗材信息。经审核通过后，运营人员进行耗材信息配置。

2. 耗材供应方式为医院领取。即服务护士可在医院领用服务专属医用耗材用于“互联网+护理服务”。

3. 耗材实施二级库管理，由专人负责，确保每月耗材的申领、记录、管理工作有效执行。

4. 护理人员应负责登记耗材使用情况。完成服务后，护理人员应在平台注明服务过程中使用的耗材，完成耗材使用登记。

五、医疗废弃物处置管理制度

该制度适用于“互联网+护理服务”服务过程中产生的医疗废弃物处置。处置医疗废弃物有别于一般废弃物，需要对处置行为进行规范管理，保障“互联网+护理服务”的合规性。

1. 服务结束后，护理人员应按要求对医疗废弃物进行分类，将其放入专用有警示标识的置物袋内，并妥善保存，带回医院，由医院进行统一处理。

2. 投递医疗废弃物时，护理人员应点击服务端相应功能，自动记录投递事件，包括时间、地点等信息。

3. 护士带回的医疗废弃物，根据院内医疗废弃物处置规定执行；定期抽查审核护士的医疗废弃物处置情况，若出现护士随意处置医疗废弃物的情况，按照违规处置进行处理。

六、服务记录信息书写管理制度

服务记录信息，是护士在护理活动中对获得的客观资料进行归纳、分析、整理形成的记录。为确保“互联网+护理服务”行为可追溯、可管理，应保证服务记录信息内容全面真实、表述准确。服务记录信息书写管理制度的基本要求如下：

1. 服务记录信息书写应当客观、真实、准确、及时、完整、突出重点。

2. 服务记录信息书写应规范、简明扼要，使用中文、医学术语和通用的外文缩写。

3. 服务记录信息应表述准确、语句通畅、标点正确。

4. 服务记录信息一律使用阿拉伯数字书写日期和时间，采用 24 小时制记录。

5. 服务记录信息中的图片记录应记录护士服务过程、患者目前状况，要求照片清晰，能够反映患者实际状况。

七、信息安全管理制度

1. 定期开展“互联网+护理服务”相关安全教育和相关法律知识教育，提高护士的法律意识和自我保护意识，强化“互联网+护理服务”风险管理意识，保障服务安全。

2. 落实“互联网+护理服务”相关规范、制度、流程，建立线下服务标准化流程，保障各项护理操作规范化。

3. 客观、真实、准确、及时地完成各项评估与护理记录。

4. 根据护理质量评价标准，定期进行检查、分析，及时发现护理安全隐患，及时纠正处理。

5. 提高“互联网+护理服务”专科项目护理人员的职业素养、服务技能和沟通能力，建立良好的护患关系，及时化解矛盾纠纷。

6. 各专科小组组长定期对“互联网+护理服务”人员进行专科理论及技能培训，考核合格者才能开展服务，以保证服务的专业和质量。

7.“互联网+护理服务”负责人做好与相关科室、部门的沟通，及时发现服务过程中出现的问题，帮助服务人员找出并分析原因，持续改进服务。

8. 对“互联网+护理服务”相关护理不良事件，按照院内不良事件上报流程及时上报并积极处理，召开质量讨论会议，分析原因，制定整改措施。

八、突发事件应急管理制度

突发事件应急管理制度旨在确保“互联网+护理服务”的服务安全，提高服务人员的风险意识，及时妥善处理突发事件和患者安全隐患，降低护理差错和事故的发生率，持续提高服务质量。

1. 建立应急指导小组。小组成员具备涵盖医院所提供“互联网+护理服务”的专业技能知识，能够根据护理行为中出现的各种情况进行及时分析，指导现场护理人员进行处理。

2. 在到达患者处时，若患者病情发生变化，护理人员应重新进行现场评估，根据病情对患者给出继续护理、推荐入院就医、立即就医等建议，同时做好与患者及其亲属的沟通工作。

3. 现场评估发现复杂问题时，护理人员应启动突发事件应急流程，主动联系应急指导小组，征求小组专家意见，辅助小组专家进行现场评估。

4. 护理过程中或事后发生突发事件，护理人员应第一时间判断问题，并启动突发事件应急流程。

5. 事件情况复杂，护理人员难以独立评估时，应联系应急指导小组，描述事件状态，与小组成员讨论后进行评估或处理。

6. 事件情况危急，且居家场景难以完成服务处置时，应立即呼叫120急救。同时联系应急指导小组，描述事件状态，获得指导并做好院前急救准备。

7. 在完成突发事件的处理后，护理人员应在服务记录信息记录此次事件的详细信息，包括发生时间、发生情况、应急指导小组建议、处理方式、处理结果，并提交医院护理部和运营机构备案。

九、护士安全防范措施

为加强“互联网+护理服务”安全防范工作，在居家护理工作中需做到严查细对、用心服务。具体措施如下：

1. 准确识别患者

(1) 居家环境中进一步落实各项护理活动的查对制度，在进行护理操作时，至少同时使用两种患者识别方法，不得仅以居住地址为识别依据。开展前请患者或患者家属说出患者姓名和年龄，然后再次核对确认患者姓名及年龄。

（2）在实施任何介入或有创高危护理活动前，实施者都要主动与患者及其亲属沟通，保障患者的知情权。

（3）完善关键流程识别措施，即在关键的流程中，均有患者状态与护理过程、护理结果的记录。

2. 建立确认制度，避免出现失误

实施服务前建立确认制度，根据耗材核查表，确认护理必需的文件资料与物品是否备妥，避免出现以下失误：

（1）器械准备不足，性能不佳，影响护理正常进行。

（2）未严格执行无菌技术操作，消毒不达标，患者发生伤口感染或交叉感染。

（3）语言使用不当，缺乏沟通技巧。护理准备时，面对患者的提问，回答过于简单、生硬，从而引起患者反感。护士在护理中谈论与护理无关的话题，引起患者心理不安，从而引发投诉甚至医疗纠纷。

3. 严格遵循手部卫生与护理后废弃物管理规范

（1）落实护理人员手部卫生实施规范，配置有效、便捷的手消毒品，为执行手部卫生提供必要的保障。

（2）落实护理操作过程中使用无菌医疗器械规范，护理后的废弃物应当遵循医院感染控制的基本要求进行处理。

4. 鼓励主动报告护理不良事件

（1）倡导主动报告不良、意外事件。实行医务人员报告机制，定期总结，避免出现同类事件。

（2）形成良好的医疗安全文化氛围，鼓励员工积极报告威胁患者安全的不良事件。

5. 建立护理安全监督机制

建立以分管院长—护理部—“互联网+护理服务”组长组成的护理安全监控网络系统，定期抽查各项规章制度落实情况及护理质量达标情况，及时反馈质控内容，查找工作中的不安全因素，制定整改措施。

十、护士岗位说明书

护士岗位说明书，如表 6-1 所示。

表 6-1 护士岗位说明书

<table>
<tr><td colspan="4">一、基本资料</td></tr>
<tr><td>岗位名称</td><td colspan="3">“互联网+护理服务”护士</td></tr>
<tr><td>所属部门</td><td>护理部</td><td>岗位编号</td><td></td></tr>
<tr><td colspan="4">二、任职资格</td></tr>
<tr><td colspan="4">1. 基本素质要求
（1）身体健康，恪尽职守，具有良好的职业道德素养
（2）工作细心、周到、慎独，对患者具有较强的服务意识和奉献精神
（3）具有应急处理突发风险的能力
（4）具有良好的沟通能力、协调能力和团队合作能力
2. 工作年限、专业、学历及专业技能等级要求：具备 5 年以上临床护理工作经验、护理专业大专及以上学历、N2 级及以上、护师及以上职称
3. 从业资格要求：护士执业资格状态在册</td></tr>
<tr><td colspan="4">三、工作内容</td></tr>
<tr><td colspan="4">1. 在护理部领导和护士长业务指导下开展工作
2. 熟练掌握专科护理知识和技能，负责“互联网+护理服务”线上护理咨询及线下护理服务
3. 线下护理服务过程中严格执行查对制度，做好评估和沟通工作
4. 严格遵守各项护理技术操作规程，操作中密切观察患者的反应，当患者感到不适时，要及时处理，必要时启动应急预案
5. 严格遵守“互联网+护理服务”各项规章制度和服务流程，避免发生矛盾与冲突
6. 做好患者及家属的健康教育、心理护理工作
7. 严格执行消毒隔离制度，做好职业防护，特殊传染病做好相应处理</td></tr>
<tr><td colspan="4">四、工作质量标准</td></tr>
<tr><td colspan="4">1. 操作规范，无护理不良事件
2. 患者和家属掌握相关知识、对护士的护理服务满意
3. 护理服务处置规范，符合消毒隔离要求
4. 各项工作符合质量标准</td></tr>
</table>

十一、基础服务规范

从服务礼仪、行为要求、服务内容、操作规范及耗材物料要求等方面，对“互联网+护理服务”进行规范。

1. 护士着装：统一着装，包括工作服、一次性圆帽、口罩、“互联网+护理服务”背心。

2. 物料要求：配备一个“互联网+护理服务”整理箱，箱内有护理所需物品。

3. 进入客户家门时，护士需进行自我介绍，并自备鞋套、垃圾袋，与患者简单沟通。

4. 询问患者需要的服务内容、确认患者病史，告知患者及其家属本次服务的相关注意事项。

5. 根据服务内容进行相应操作，严格执行“三查七对”，规范操作流程。

6. 操作后进行详细记录并备案。

7. 告知患者及家属服务后的相关注意事项。

8. 带走治疗污染物（统一处理），提醒患者签字确认，并对本次服务进行评价。

9. 如有使用耗材，需提醒患者支付耗材费用。

十二、出诊服务规范

1. 护士出诊时穿着护士制服，着装整洁，仪表端庄大方，佩戴胸卡。不准戴耳环、戒指，不留长指甲，不涂指甲油，与患者及其亲属交流时使用文明用语。

2. 尊重患者/亲属的生活习惯，自带鞋套，最大限度降低对患者/亲属的影响。

3. 预约的时间尽量避开吃饭、午休时间。服务时间约定后，如不能准时到达，应立即电话通知患者/亲属，并取得谅解。

4. 出诊前准备好服务项目所需物品及医疗垃圾袋，并确保手机电量充足。

5. 服务前再次评估患者的基本情况，如不符合居家护理条件，告知患者，建议患者到医院进行治疗护理。

6. 不得接受患者/家属提供的饮用品，不收受各种礼品、礼金等。

7. 按江苏省“互联网+护理服务”试点服务项目名录收费，必要时做好沟通。

8. 护士在服务过程中严格遵守相关法律法规，执行专业技术规范流程，自带免洗手消毒液，落实无菌原则及消毒隔离制度。

9. 若患者病情出现变化，及时予以处置并启动相关应急预案，必要时到医院就诊。

10. 服务结束后清理现场，将医疗垃圾用黄色垃圾袋密封带回医院处理。

11. 离开前向患者/家属进行健康宣教，交代注意事项，请患者/家属点击系统的“确认服务”，并完成满意度评价。

12. 做好护理记录。

十三、知情同意书

患者姓名________ 性别________ 年龄________ 服务项目________

家庭住址________ 联系人________ 联系电话________

1. 您已在“互联网+护理服务”平台预约________________服务项目（线下），我们在收到您的申请后会尽快安排。为了保障服务顺利开展，现就以下事项与您沟通。

2. 您申请的“互联网+护理服务”项目必须是医生开具过医嘱或者在本院就诊签署相应诊疗服务协议的项目。

3. “互联网+护理服务”项目预约成功后，平台将根据您的需求安排相应护理人员为您服务，您需要保持手机畅通。

4. 正式服务前，“互联网+护理服务”会为您进行线上评估，请您务必提供与疾病相关的真实信息。

5. “互联网+护理服务”的护士会在操作前对您的病情再次进行评估与核对，如与您提供的信息不匹配或发现您的服务需求无法在居家环境中完成，护士将取消服务，您需要支付护士出诊费用。

6. “互联网+护理服务”预约成功后，护士将在相应时间内为您提供服务。如您需要取消预约或调整时间，请在护士出诊前取消预约或提交修改申请，护士出诊后平台将会自动收取护士出诊费用。

7. 您预约的“互联网+护理服务”项目完成后，您需要按照标准支付相应的费用，包括交通费、服务费、医疗服务费、耗材费等，护士会给您发送服务明细。

8. “互联网+护理服务”将接受社会监督，您享有对申请服务评价的权利。

9. “互联网+护理服务”项目实施过程中，您享有知情同意权、隐私保护权等患者权益。

10. 您申请的“互联网+护理服务”项目实施过程中可能存在相应的风险及操作并发症，护士会在操作前和您详细解释，部分侵入性操作需要再次签署知情同意书。

11. 为了更好地保障您的权益，“互联网+护理服务”项目实施过程中可能需要进行视频拍摄（包括拍照），视频仅用于项目实施过程中的监控与治疗效果评价，不会泄露您的个人信息与隐私，请您理解。

患者或近亲属或法定代理人签字：________

与患者的关系：________ 年 月 日

护士签名：________ 年 月 日

十四、护患纠纷防范制度

1. 患者/患者亲属应按照“互联网+护理服务”信息平台操作流程进行注册预约，并签署知情同意书。

2. 护理人员在“互联网+护理服务”过程中须加强与患者和照护者的沟通，态度礼貌、和蔼，耐心解答患者和/或照护者提出的问题。

3. 实施线下服务的护理人员须熟练掌握专科护理理论和技术，严格执行各项专科技术操作规程。

4. 除专科理论技能培训外，定期进行沟通技巧培训，提升服务的满意度，对服务的评价进行追踪，发现问题及时改进。

5. 护理人员须严格遵守“互联网+护理服务”管理制度和服务规范，恪守职业道德，保护患者隐私，严格自律，不得违反法律法规。

6. 护理人员在实施线下服务过程中必须及时、准确、全面、客观地完成护理记录。

7. 护理人员在实施线上服务过程中对可能出现的突发事件进行相应的应急处理。

8. 在实施线下护理服务过程中，护理人员须沉着应对护理服务过程中出现的突发事件，必要时寻求“互联网+护理服务”专科团队的帮助。

十五、居家安宁专科护理人员培训考核制度

1. “互联网+护理服务”专科护理人员上岗前，要接受“互联网+护理服务”相关管理制度、服务规范、操作流程及专科技能等培训。

2. 培训结束，专科护理人员须参加理论考核和上岗前线下服务情境考核，待考核合格后，方可开展“互联网+护理服务”。

3. “互联网+护理服务”专科护理人员应积极参加各项业务学习及培训，不断更新知识，满足患者的照护需求。

4. “互联网+护理服务”专科管理小组组长对组员每半年进行专科理论及操作考核。

5. “互联网+护理服务”专科管理小组对“互联网+护理服务”服务人员每半年进行一次“互联网+护理服务”规范理论考试；每年进行考评并总结，持续提升服务质量。

十六、纠纷投诉处理制度

1. 本制度适用于“互联网+护理服务”完成后患者对服务态度、质量等提出的不满与投诉。通过处理运营过程中引发患者不良反馈的问题，提高此项服务的质量。

2. 客户可拨打4001175120进行投诉，由运营机构人员进行处理。

3. 在处理患者主动投诉、举报事件时，运营人员应注意语言沟通的技巧，不得与客户发生争执，明确客户投诉的真正原因及可行的解决方案，第一时间与相关人员进行沟通处理。处理完成后对客户进行回访，记录客户反馈。

4. 运营人员对低于3星评价的“互联网+护理服务”进行患者回访，了解差评原因，对造成服务低质的原因进行应对处置，对提供该服务的工作人员进行考核扣分。

5. 运营人员对客户反馈的不同情况进行详细的记录，分析投诉产生的根源，上报管理人员根据情节轻重进行处置，并对纠正情况进行跟踪，定期上报问题总结。

第三节 “互联网+护理服务”流程

一、实施流程

护理人员在实施“互联网+护理服务”时，应充分保证接单环节、耗材情况、着装情况、服务流程等规范化、标准化，并对各环节做好查对确认。

1. 接单确认

(1) 在接单前，护理人员应根据管理要求确认订单相关信息，确保服务规范完成。

(2) 患者病情信息。若患者病情情况不完整，无法确认病情是否符合服务规范要求，护理人员应主动联系患者或通过运营人员进一步询问，以确定该项服务是否适合开展。根据沟通结果，若有必要，应建议服务申请者入院治疗。

(3) 服务开展时间。根据实际情况，护理人员可以主动联系服务申请者或通过运营人员沟通，依据服务变更相关管理要求，调整服务的时间。

2. 耗材确认

出发前，护理人员应确认携带的耗材充足，且耗材在保质期内，以确保服务顺利进行。

3. 装束准备

护理人员在进行护理时要注意个人卫生，衣着要整洁规范，携带好工作服、“互联网+护理服务”背心、一次性帽子、口罩、鞋套，工作服与私人衣物应分开存放。

4. 服务流程

（1）出发前往服务地点时，护理人员需在服务端选择订单，点击“出发”按钮。

（2）到达患者家时，护理人员应穿戴鞋套，在服务端选择订单，点击“开始”按钮。

（3）开始护理服务前，护理人员要做好个人着装准备。

（4）询问患者需要的服务内容、确认患者病史，告知患者及其家属本次服务的相关注意事项。

（5）严格按照标准流程及无菌操作规范进行护理。

（6）服务结束后，提供服务的护士要进行备案，告知患者及家属服务后的注意事项。

（7）提醒患者签字确认，并提醒患者进行服务评价。

（8）完成服务后，护理人员应带走服务过程中产生的医疗垃圾，并交到医院指定的地点，完成服务。

5. 服务用语

护理人员在服务过程中应保证服务的专业性和态度的友好性，建议使用如下服务用语：

（1）自我介绍：您好！请问是××先生（女士）吗？我是医院注册护士××，本次您申请的××护理由我来服务。

（2）操作前：××先生（女士）麻烦您出示有关医疗护理记录，您在接受服务的过程中如有不适请及时告诉我。

（3）操作中：按操作规范严格进行无菌操作。

（4）操作后：谢谢您的配合。

（5）做到礼貌用语，“您”字当先，“请”字必讲，来有“问好”，走有“道别”。根据不同的家庭实际情况，表达需求。

二、医疗废弃物处理流程

医疗废弃物处理应避免随意丢弃医疗废弃物而造成的严重后果，确保“互联网+护理服务”合规开展，具体操作流程见图 6-1。

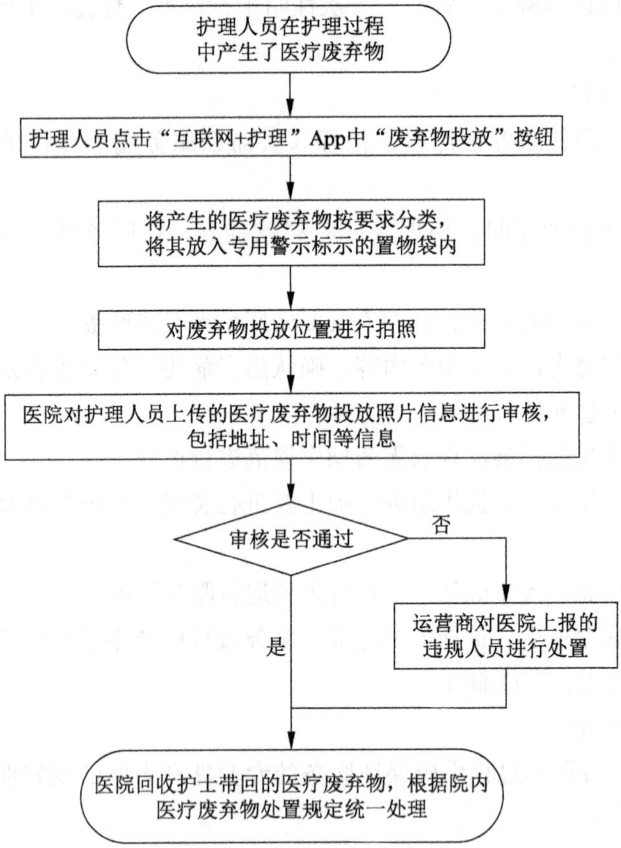
护理人员在护理过程
中产生了医疗废弃物
护理人员点击“互联网+护理”App中“废弃物投放”按钮
将产生的医疗废弃物按要求分类，
将其放入专用警示标示的置物袋内
对废弃物投放位置进行拍照
医院对护理人员上传的医疗废弃物投放照片信息进行审核，
包括地址、时间等信息
审核是否通过
否
运营商对医院上报的
违规人员进行处置
是
医院回收护士带回的医疗废弃物，根据院内
医疗废弃物处置规定统一处理

图 6-1　医疗废弃物处理流程图

三、应急指导工作制度

1. 服务开始前，服务人员（护理人员）到达患者处，若患者出现病情反复，现场评估发现问题复杂时，服务人员（护理人员）应立即启动突发事件应急流程，联系应急指导小组成员（相应专科小组组长），进行现场评估，评估后及时调整护理方案或终止护理行为。

2. 护理过程中或事后发生突发事件，服务人员（护理人员）应第一时间判断问题，并启动突发事件应急流程，第一时间联系应急指导小组成员（相应专科小组组长），协助服务人员解决现场问题。

3. 当情况危急，且居家场所难以完成服务处置时，应立即拨打 120 急救电话。同时联系应急指导小组组长，描述事件状态，获得应急指导小组组长的支持，及时调配医院资源，使患者尽快获得救治。

4. 应急指导小组组长应及时记录事件的详细信息，包括事件发生时间、事件起因、采取的措施、事件结果，以便后续处置并汇报护理部。

5. 事后，应急指导小组组长应组织服务人员、专科组组长对突发事件进行分析总结，并制定相应整改措施。

四、应急指导工作流程

应急指导工作流程见图 6-2。

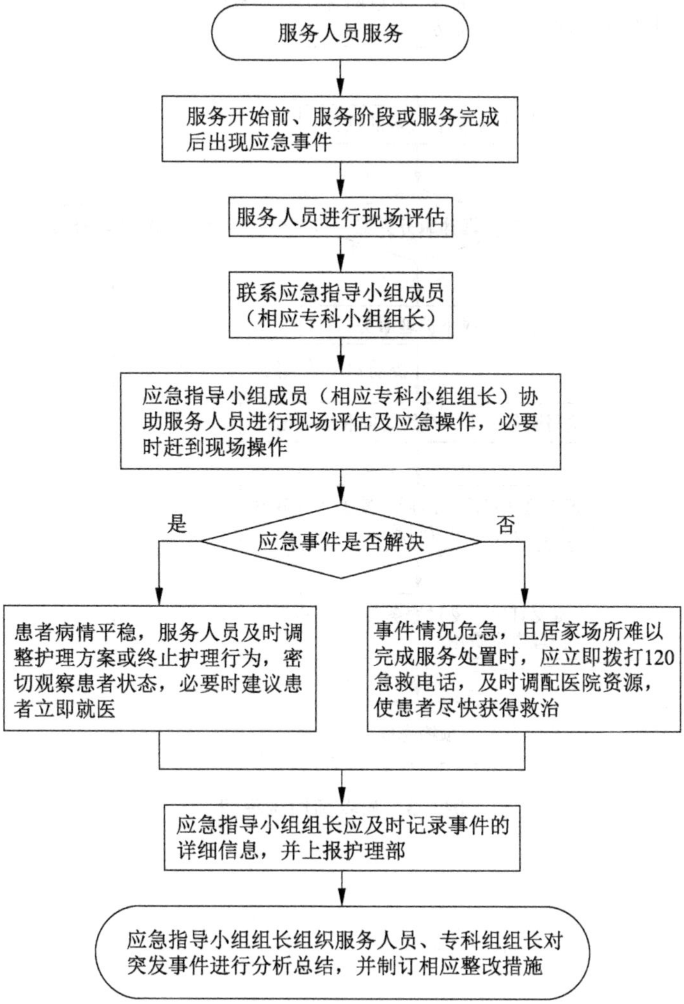
服务人员服务
服务开始前、服务阶段或服务完成后出现应急事件
服务人员进行现场评估
联系应急指导小组成员（相应专科小组组长）
应急指导小组成员（相应专科小组组长）协助服务人员进行现场评估及应急操作，必要时赶到现场操作
应急事件是否解决
是
否
患者病情平稳，服务人员及时调整护理方案或终止护理行为，密切观察患者状态，必要时建议患者立即就医
事件情况危急，且居家场所难以完成服务处置时，应立即拨打120急救电话，及时调配医院资源，使患者尽快获得救治
应急指导小组组长应及时记录事件的详细信息，并上报护理部
应急指导小组组长组织服务人员、专科组组长对突发事件进行分析总结，并制订相应整改措施

图 6-2 应急指导工作流程图

五、患者预约流程

患者预约流程见图 6-3。

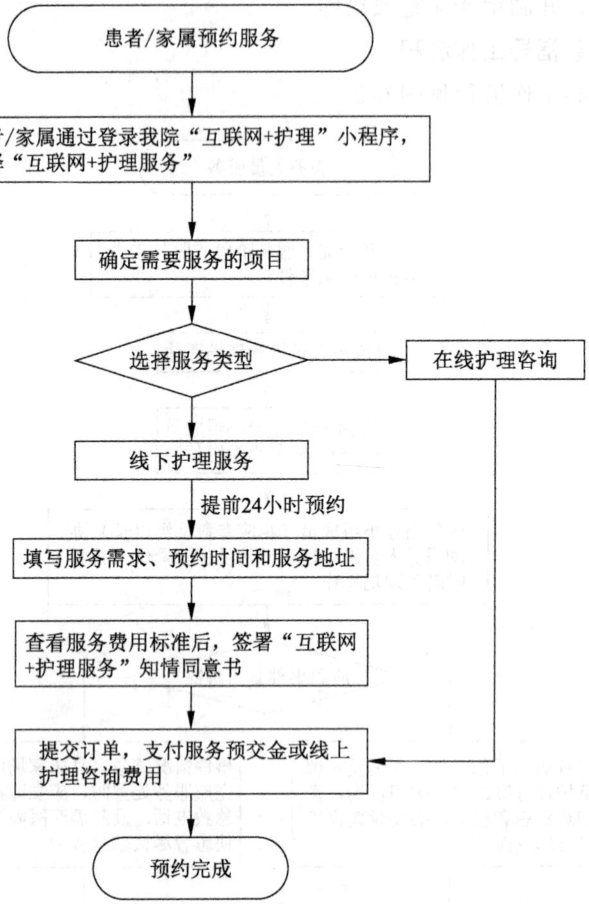
患者/家属预约服务
患者/家属通过登录我院“互联网+护理”小程序，选择“互联网+护理服务”
确定需要服务的项目
选择服务类型
在线护理咨询
线下护理服务
提前24小时预约
填写服务需求、预约时间和服务地址
查看服务费用标准后，签署“互联网+护理服务”知情同意书
提交订单，支付服务预交金或线上护理咨询费用
预约完成

图 6-3　患者预约流程图

六、组长派单与护士接单流程

组长派单与护士接单流程见图6-4。

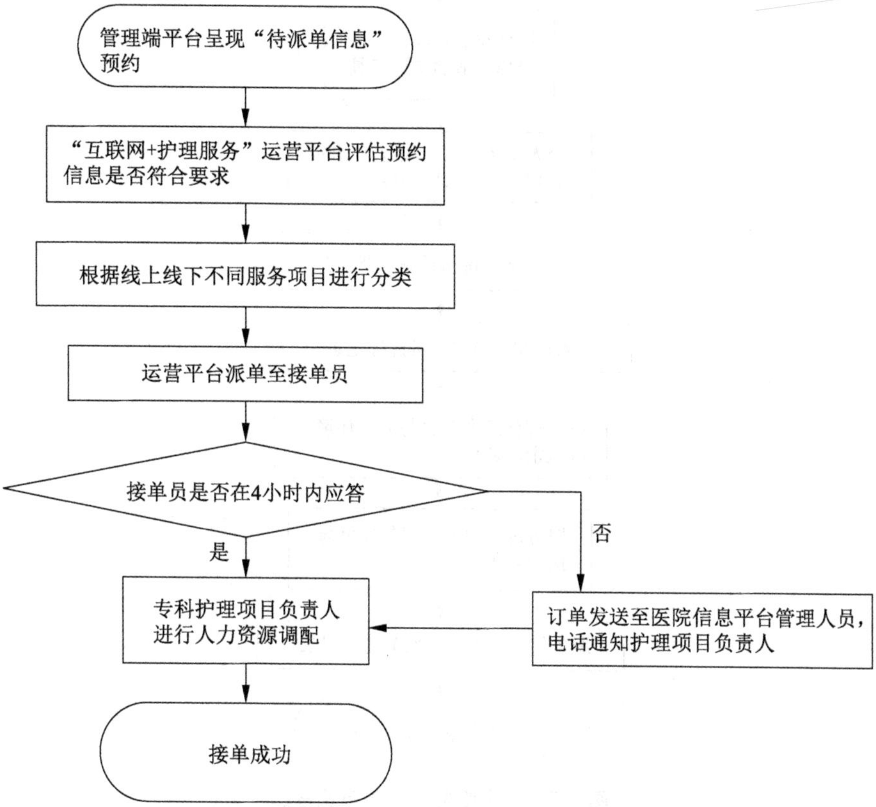
管理端平台呈现“待派单信息”预约
“互联网+护理服务”运营平台评估预约信息是否符合要求
根据线上线下不同服务项目进行分类
运营平台派单至接单员
接单员是否在4小时内应答
是
否
专科护理项目负责人进行人力资源调配
订单发送至医院信息平台管理人员，电话通知护理项目负责人
接单成功

图6-4 组长派单与护士接单流程图

七、护士服务安全防范流程

护士服务安全防范流程见图6-5。

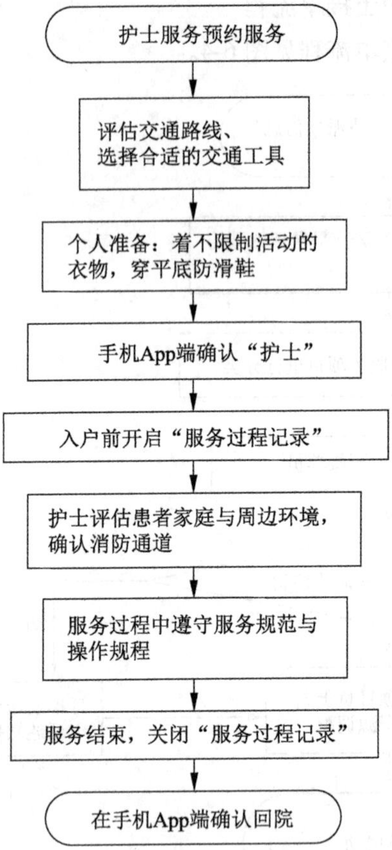
护士服务预约服务
评估交通路线、选择合适的交通工具
个人准备：着不限制活动的衣物，穿平底防滑鞋
手机App端确认“护士”
入户前开启“服务过程记录”
护士评估患者家庭与周边环境，确认消防通道
服务过程中遵守服务规范与操作规程
服务结束，关闭“服务过程记录”
在手机App端确认回院

图 6-5　护士服务安全防范流程图

第四节　“互联网+护理服务”突发事件的应急预案

逐级上报规范：服务护士→组长（项目负责人）→分管主任→护理部主任→分管院长。

一、护士服务患者身份信息不匹配的处理流程

护士服务患者身份信息不匹配的处理流程见图 6-6。

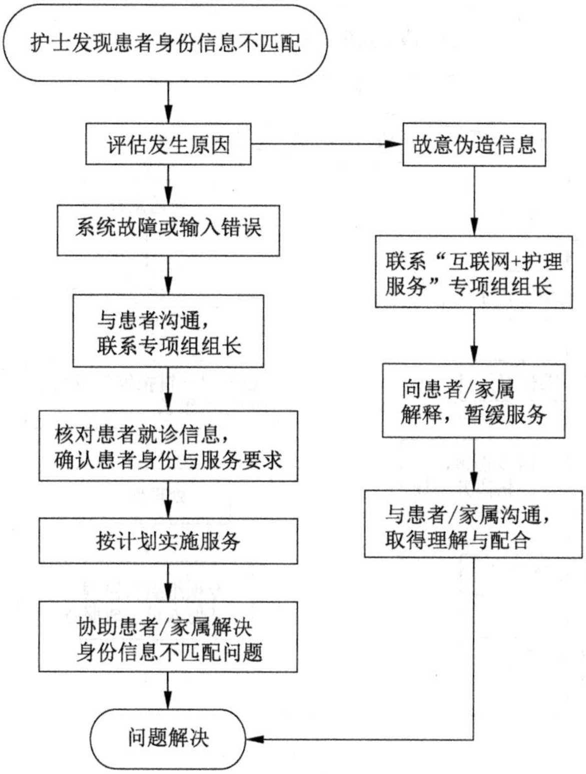
护士发现患者身份信息不匹配
评估发生原因
故意伪造信息
系统故障或输入错误
联系“互联网+护理服务”专项组组长
与患者沟通，联系专项组组长
向患者/家属解释，暂缓服务
核对患者就诊信息，确认患者身份与服务要求
与患者/家属沟通，取得理解与配合
按计划实施服务
协助患者/家属解决身份信息不匹配问题
问题解决

图 6-6　护士服务患者身份信息不匹配的处理流程图

二、护士服务发生意外伤害的处理流程

护士服务发生意外伤害的处理流程见图 6-7。

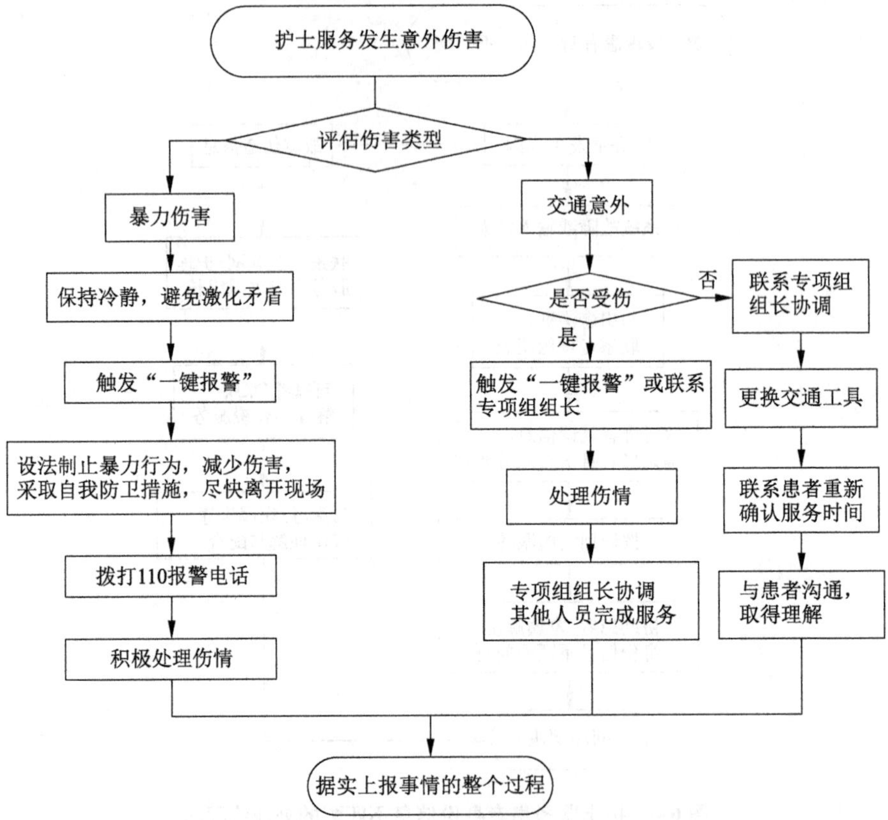
护士服务发生意外伤害
评估伤害类型
暴力伤害
交通意外
保持冷静，避免激化矛盾
触发“一键报警”
设法制止暴力行为，减少伤害，采取自我防卫措施，尽快离开现场
拨打110报警电话
积极处理伤情
是否受伤
否
是
联系专项组组长协调
更换交通工具
联系患者重新确认服务时间
与患者沟通，取得理解
触发“一键报警”或联系专项组组长
处理伤情
专项组组长协调其他人员完成服务
据实上报事情的整个过程

图 6-7　护士服务发生意外伤害的处理流程图

三、护理人员因故不能按时出诊的应急预案和处理流程

【应急预案】

1. 若指派的出诊护士因可预知的身体原因或其他原因明确无法出诊，须提前告知派单人员，以便及时将任务调配给其他护士。

2. 若出诊护士因不可预知的天气、手机信号问题、交通工具故障等情况，预计不能按时到达患者家中，应立即与患者电话联系，说明原因，争取获得患者的同意或谅解。

3. 出诊护士应积极解决问题，尽早到达患者家中进行服务。

4. 当问题不能快速解决时，出诊护士应电话告知医院管理人员，请求协助解决，并由医院另外安排其他出诊人员前往患者家中进行相关护理工作。

【处理流程】

护理人员因故不能按时出诊的处理流程见图 6-8。

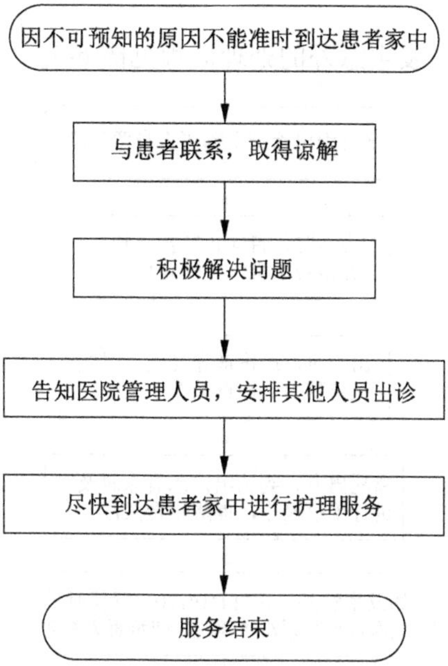
因不可预知的原因不能准时到达患者家中
与患者联系，取得谅解
积极解决问题
告知医院管理人员，安排其他人员出诊
尽快到达患者家中进行护理服务
服务结束

图 6-8　护理人员因故不能按时出诊的处理流程图

四、护理人员护理途中发生意外的应急预案和处理流程

【应急预案】

1. 平台为每单出诊的护理人员购买人身意外保险。

2. 护士离院出诊及返院时，均需告知科室护士长。

3. 出诊时，护理人员应携带手机，平台可通过手机定位获知护理人员的地理位置。

4. 出诊时，护理人员应选用适宜的交通工具，建议使用可追踪的打车平台用车，如“滴滴打车”“美团打车”等，严禁乘坐“黑车”。在候车及乘车过程中，要保持警惕，注意乘车安全。

5. 在离院出发、到达出诊患者家时，护士均应按照要求及时在手机端点击相应按键——“出发”“开始”，以便平台工作人员实时获知护理人员动态及人身安全情况。

6. 若途中发生意外情况，护理人员在保障自身生命安全的同时，应立即请求他人拨打 110 报警电话或 120 急救电话寻求支援，并寻找时机向医院“互联网+护理服务”相关负责人汇报。

7. 医院“互联网+护理服务”负责人接到汇报后，应启动应急救援预案，全力开展相关救援工作，直至出诊人员安全。

【处理流程】

护理人员护理途中发生意外的处理流程见图 6-9。

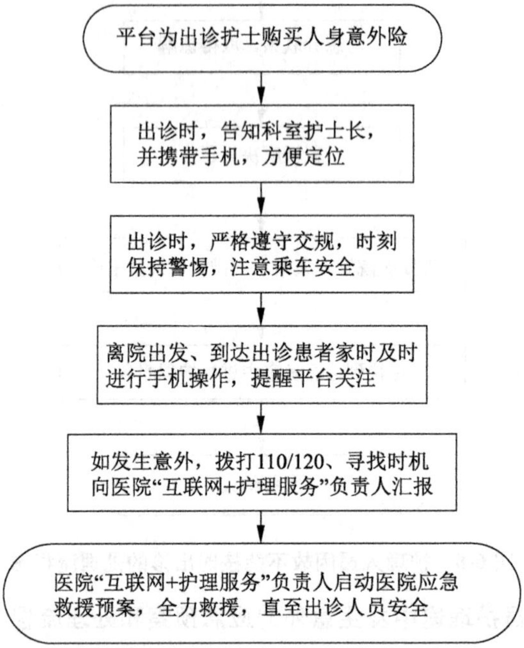
平台为出诊护士购买人身意外险
出诊时，告知科室护士长，并携带手机，方便定位
出诊时，严格遵守交规，时刻保持警惕，注意乘车安全
离院出发、到达出诊患者家时及时进行手机操作，提醒平台关注
如发生意外，拨打110/120、寻找时机向医院“互联网+护理服务”负责人汇报
医院“互联网+护理服务”负责人启动医院应急救援预案，全力救援，直至出诊人员安全

图 6-9　护理人员护理途中发生意外的处理流程图

五、服务患者发生病情变化的护理应急预案和处理流程

【应急预案】

1. 医院成立“互联网+护理服务”应急领导小组，明确成员及其职责。

2. 患者发生病情变化是指患者的意识、面色、血压、脉搏（P）、呼吸（R）、体温（T）出现异常情况。

3. 在进行居家护理服务前、操作前，护士应了解并评估患者病情，判断是否适合进行居家护理操作。若不适合，应建议患者前往医院诊疗，以防发生意外。

4. 当患者的病情发生变化时，护士应立即停止操作，并测量患者的脉搏、血压、呼吸，评估有无心跳呼吸骤停。

5. 若患者出现心跳呼吸骤停，护士应立即在现场进行心肺复苏（CPR），同时拨打 120 急救电话，准确描述患者病情，并向“互联网+护理服务”专项组组长、护理部汇报。

6. 在等待 120 期间，持续进行 CPR，保持患者呼吸道通畅，密切观察病情变化。

7. 若患者发生其他异常情况，护士应根据实际情况给予必要的处理措施，若为操作并发症，按“护理技术操作并发症处理”流程处理；若病情变化未能缓解或不宜居家处理，应立刻呼叫 120，并与医院急诊科联系，告知病情，做好救治准备。

8. 组长应及时记录事件的详细信息，包括发生时间、起因、采取的对症处置措施、事件结果等，以便后续处置并汇报护理部主任。

【处理流程】

护理人员服务患者期间，患者发生病情变化的处理流程，见图 6-10。

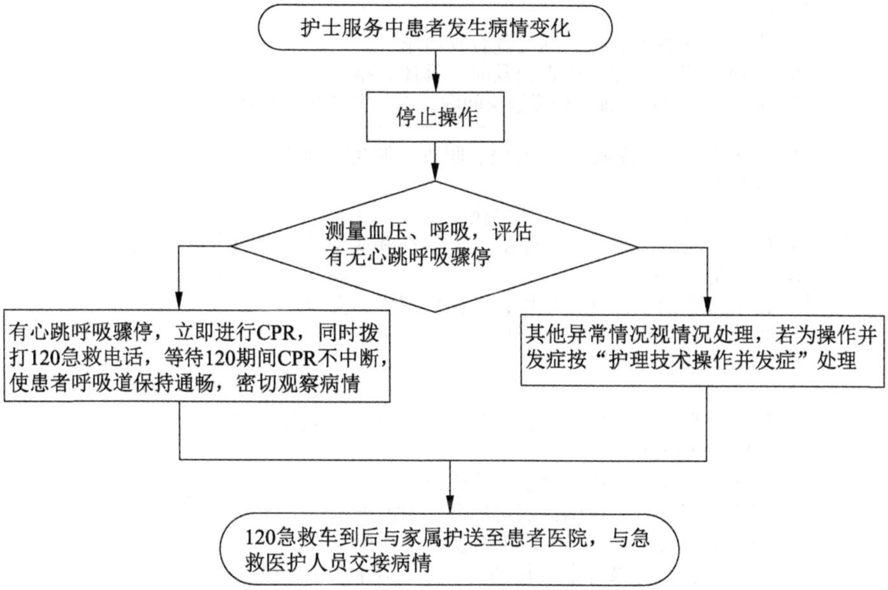
护士服务中患者发生病情变化
停止操作
测量血压、呼吸，评估有无心跳呼吸骤停
有心跳呼吸骤停，立即进行CPR，同时拨打120急救电话，等待120期间CPR不中断，使患者呼吸道保持通畅，密切观察病情
其他异常情况视情况处理，若为操作并发症按“护理技术操作并发症”处理
120急救车到后与家属护送至患者医院，与急救医护人员交接病情

图 6-10　服务患者发生病情变化的处理流程图

第五节　“互联网+护理服务”质量评价标准

“互联网+护理服务”质量评价标准，如表 6-2 所示。

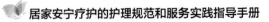

表 6-2 “互联网+护理服务”质量评价标准

科室： 检查日期： 检查者： 得分：

项目	质量标准	扣分标准	扣分原因
护理服务（20 分）	1. 仪态端庄，着装规范，穿工作服；不穿高跟鞋、响底鞋、深色鞋及凉拖鞋，不穿深色袜。发不过肩、整齐、无异色，不戴手链/镯、戒指及不当饰物，耳钉佩戴符合规定。 2. 用语规范，回答问题时有耐心，工作时间不谈论与工作无关的内容。 3. 穿着“互联网+护理服务”专用背心，携带工作记录仪，服务热情、周到，态度和蔼，礼貌用语。 4. 尊重患者，维护患者尊严，关注患者保暖，保护患者隐私。 5. 主动了解患者需求，满足其合理需求。 6. 各项治疗、护理操作告知及时、具体，指导有效。 7. 护士了解患者心理，积极解决问题，不与患者发生冲突。	一项不符扣 3 分	
护理安全（30 分）	1. “互联网+护理服务”流程、职责、制度、规范、应急预案等齐全。 2. 护士掌握主要内容，并严格执行。 3. 定期进行“互联网+护理服务”安全相关制度、法律法规培训与考核。 4. 线下服务前全面评估环境，确保护理服务安全。 5. 护理操作用物齐全、性能良好。 6. 正确识别患者身份。	一项不符扣 6 分	
专科护理（30 分）	1. 护士掌握专科护理知识，有效解决问题；有效落实并发症预见性护理措施。 2. 专科护理操作熟练、规范，流程正确。 3. 管路标识齐全、正确；固定稳妥、引流通畅。 4. 护理记录及时、准确；内容真实，与实际相符。 5. 了解患者的健康需求（用药、治疗、饮食、活动、康复、心理、安全等），健康教育及时、全面。	一项不符扣 6 分	
感染管理（20 分）	1. 严格执行职业防护制度，在锐器处理、静脉导管护理等过程中，做好标准预防。 2. 严格执行手卫生；遵守无菌操作规程。 3. 医用垃圾、生活垃圾按标识分类放置；传染病人或疑似传染病人产生的医疗垃圾及生活垃圾，应用双层专用包装物，并及时密封。 4. 护士按照医疗垃圾运送操作流程，完成医疗垃圾闭环管理。 5. 发生职业暴露时及时处理、报告、登记，组织分析讨论并记录。	一项不符扣 4 分	

第六节　“互联网+护理服务”患者满意度调查表

尊敬的病友：您好！为了帮助我们及时发现不足，更好地改进服务，请您协助填写该调查表6-3。

请在相应的项目上画“√”。非常感谢您对护理工作的协助和支持，并祝您早日康复！

表6-3　“互联网+护理服务”患者满意度调查表

	很满意	满意	一般	不满意	很不满意
1. 护士按照约定时间出诊	5	4	3	2	1
2. 护士居家护理服务规范、礼貌	5	4	3	2	1
3. 护士主动向您讲解注意事项	5	4	3	2	1
4. 护士护理时关注您的感受	5	4	3	2	1
5. 护士操作技术熟练	5	4	3	2	1
6. 对您提出的问题护士能耐心解答	5	4	3	2	1
7. 您对居家护士服务的总体满意度	5	4	3	2	1
有无其他建议：□无　　□有________					

年　　月　　日

第七节 “互联网+护理服务”应急事件记录表

“互联网+护理服务”应急事件记录表，如表6-4所示。

表6-4 “互联网+护理服务”应急事件记录表

发生时间	起因	对症处置措施	记录人签名	事件追踪结果	追踪人员签名

第七章

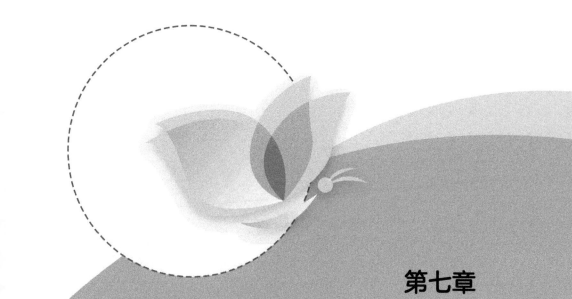

居家安宁疗护巡视护理常用操作技术

第一节　居家安宁疗护基础护理技术流程

一、PICC 维护技术

PICC 维护技术操作流程见图 7-1。

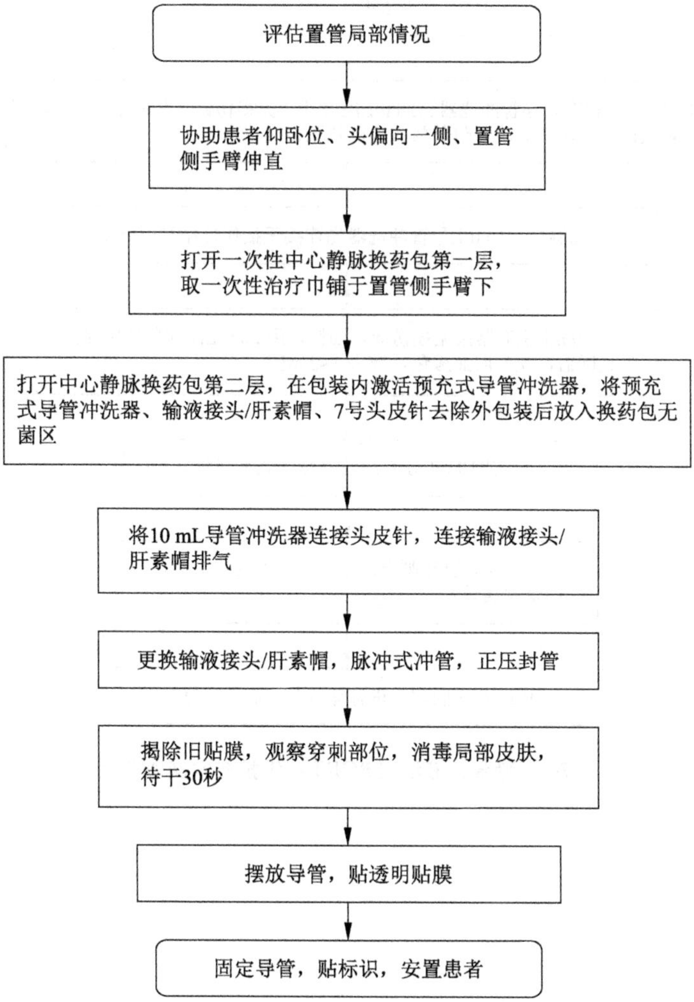
评估置管局部情况
协助患者仰卧位、头偏向一侧、置管侧手臂伸直
打开一次性中心静脉换药包第一层，取一次性治疗巾铺于置管侧手臂下
打开中心静脉换药包第二层，在包装内激活预充式导管冲洗器，将预充式导管冲洗器、输液接头/肝素帽、7号头皮针去除外包装后放入换药包无菌区
将10 mL导管冲洗器连接头皮针，连接输液接头/肝素帽排气
更换输液接头/肝素帽，脉冲式冲管，正压封管
揭除旧贴膜，观察穿刺部位，消毒局部皮肤，待干30秒
摆放导管，贴透明贴膜
固定导管，贴标识，安置患者

图 7-1　PICC 维护技术操作流程

二、静脉输液港（PORT）维护技术

静脉输液港（PORT）维护技术操作流程见图 7-2。

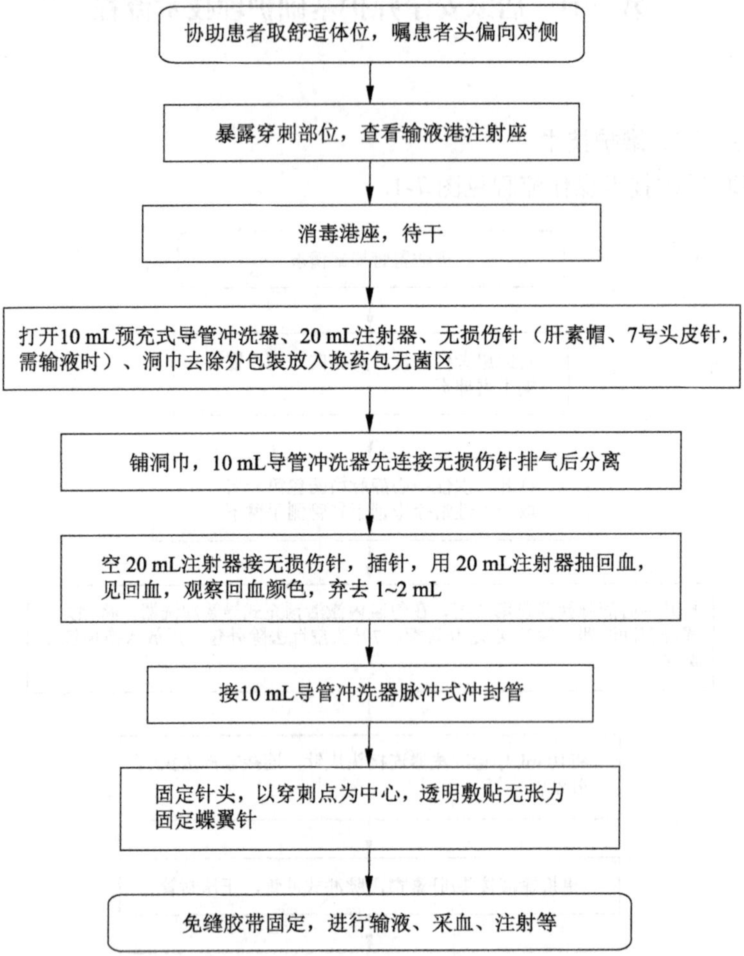
协助患者取舒适体位，嘱患者头偏向对侧
暴露穿刺部位，查看输液港注射座
消毒港座，待干
打开10 mL预充式导管冲洗器、20 mL注射器、无损伤针（肝素帽、7号头皮针，需输液时）、洞巾去除外包装放入换药包无菌区
铺洞巾，10 mL导管冲洗器先连接无损伤针排气后分离
空 20 mL注射器接无损伤针，插针，用 20 mL注射器抽回血，见回血，观察回血颜色，弃去 1~2 mL
接10 mL导管冲洗器脉冲式冲封管
固定针头，以穿刺点为中心，透明敷贴无张力固定蝶翼针
免缝胶带固定，进行输液、采血、注射等

图 7-2　静脉输液港（PORT）维护技术操作流程

三、密闭式周围静脉输液法

密闭式周围静脉输液法操作流程见图 7-3。

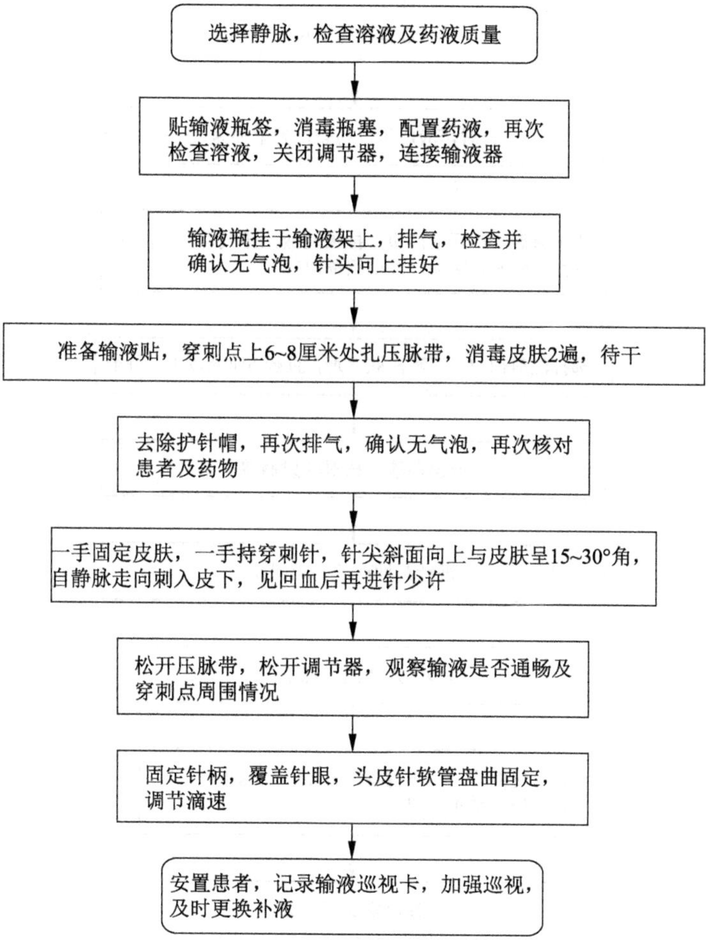
选择静脉，检查溶液及药液质量
贴输液瓶签，消毒瓶塞，配置药液，再次检查溶液，关闭调节器，连接输液器
输液瓶挂于输液架上，排气，检查并确认无气泡，针头向上挂好
准备输液贴，穿刺点上6~8厘米处扎压脉带，消毒皮肤2遍，待干
去除护针帽，再次排气，确认无气泡，再次核对患者及药物
一手固定皮肤，一手持穿刺针，针尖斜面向上与皮肤呈15~30°角，自静脉走向刺入皮下，见回血后再进针少许
松开压脉带，松开调节器，观察输液是否通畅及穿刺点周围情况
固定针柄，覆盖针眼，头皮针软管盘曲固定，调节滴速
安置患者，记录输液巡视卡，加强巡视，及时更换补液

图 7-3　密闭式周围静脉输液法操作流程

四、肌内注射法

肌内注射法操作流程见图 7-4。

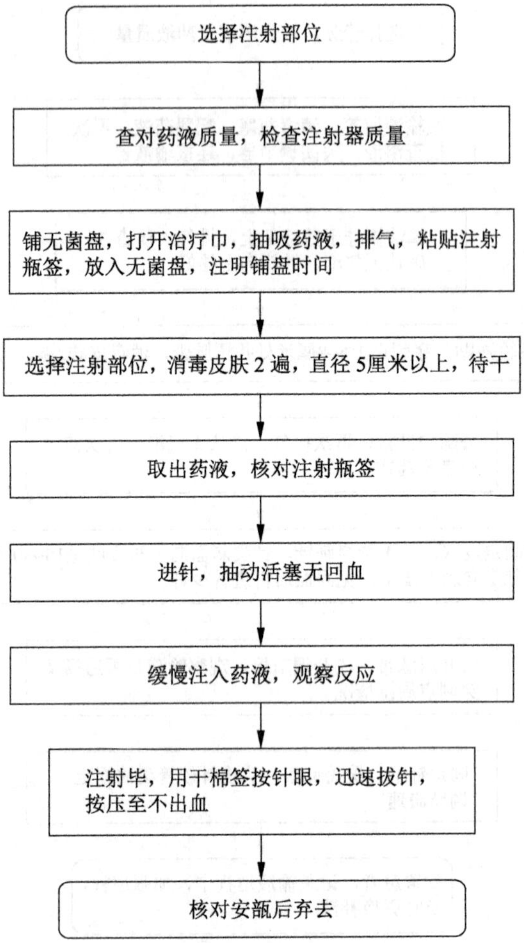
选择注射部位
查对药液质量，检查注射器质量
铺无菌盘，打开治疗巾，抽吸药液，排气，粘贴注射瓶签，放入无菌盘，注明铺盘时间
选择注射部位，消毒皮肤 2 遍，直径 5厘米以上，待干
取出药液，核对注射瓶签
进针，抽动活塞无回血
缓慢注入药液，观察反应
注射毕，用干棉签按针眼，迅速拔针，按压至不出血
核对安瓿后弃去

图 7-4　肌内注射法操作流程

五、静脉注射法

静脉注射法操作流程见图 7-5。

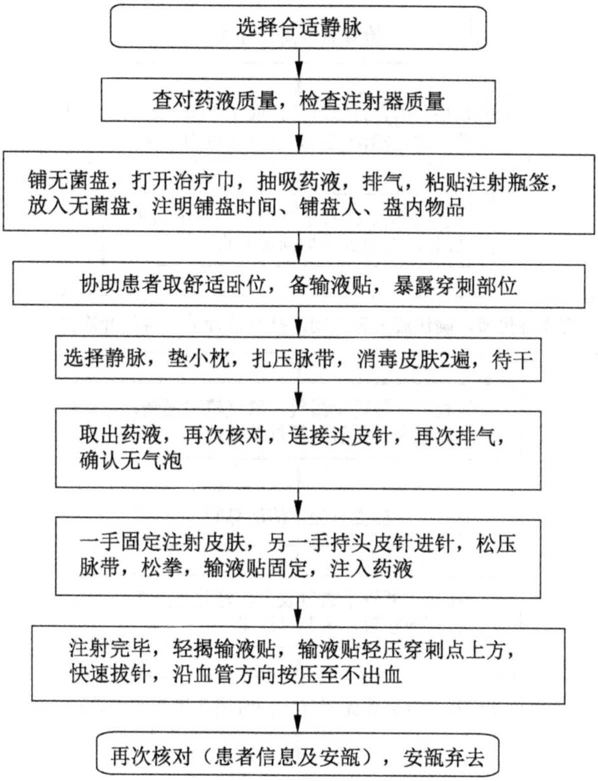

选择合适静脉
查对药液质量，检查注射器质量
铺无菌盘，打开治疗巾，抽吸药液，排气，粘贴注射瓶签，放入无菌盘，注明铺盘时间、铺盘人、盘内物品
协助患者取舒适卧位，备输液贴，暴露穿刺部位
选择静脉，垫小枕，扎压脉带，消毒皮肤2遍，待干
取出药液，再次核对，连接头皮针，再次排气，确认无气泡
一手固定注射皮肤，另一手持头皮针进针，松压脉带，松拳，输液贴固定，注入药液
注射完毕，轻揭输液贴，输液贴轻压穿刺点上方，快速拔针，沿血管方向按压至不出血
再次核对（患者信息及安瓿），安瓿弃去

图 7-5　静脉注射法操作流程

六、筒式吸氧法

筒式吸氧法操作流程见图 7-6。

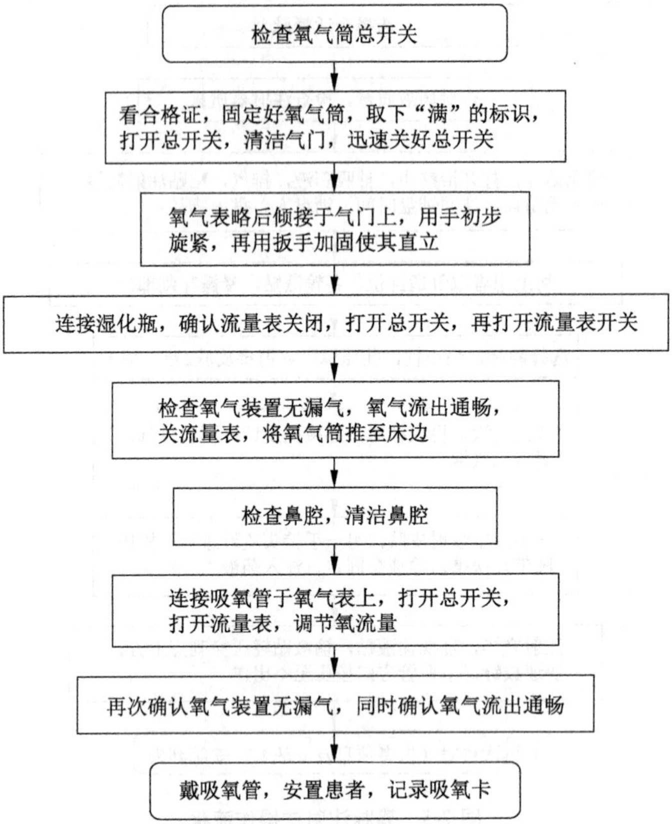
检查氧气筒总开关
看合格证，固定好氧气筒，取下“满”的标识，打开总开关，清洁气门，迅速关好总开关
氧气表略后倾接于气门上，用手初步旋紧，再用扳手加固使其直立
连接湿化瓶，确认流量表关闭，打开总开关，再打开流量表开关
检查氧气装置无漏气，氧气流出通畅，关流量表，将氧气筒推至床边
检查鼻腔，清洁鼻腔
连接吸氧管于氧气表上，打开总开关，打开流量表，调节氧流量
再次确认氧气装置无漏气，同时确认氧气流出通畅
戴吸氧管，安置患者，记录吸氧卡

图 7-6　筒式吸氧法操作流程

七、毛细血管血糖测量技术（MS＊GR102BFR201BC 血糖仪）

毛细血管血糖测量技术操作流程见图 7-7。

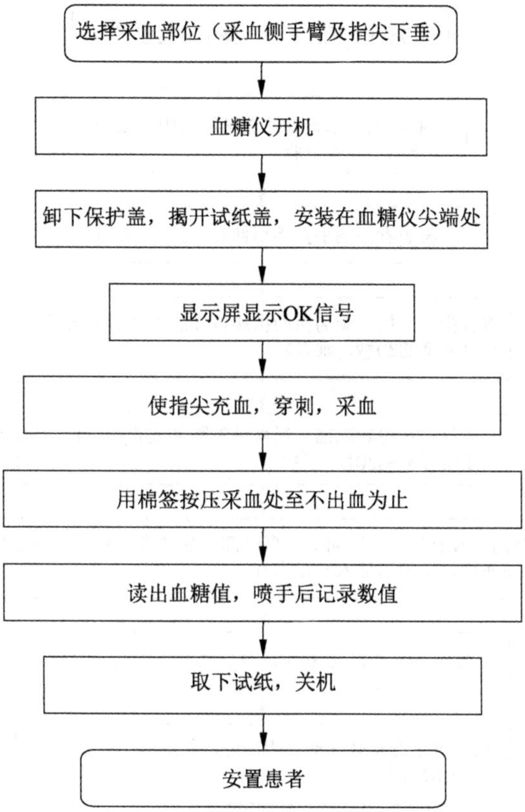
选择采血部位（采血侧手臂及指尖下垂）
血糖仪开机
卸下保护盖，揭开试纸盖，安装在血糖仪尖端处
显示屏显示OK信号
使指尖充血，穿刺，采血
用棉签按压采血处至不出血为止
读出血糖值，喷手后记录数值
取下试纸，关机
安置患者

图 7-7　毛细血管血糖测量技术操作流程

八、生命体征的测量技术

生命体征的测量技术操作流程见图 7-8。

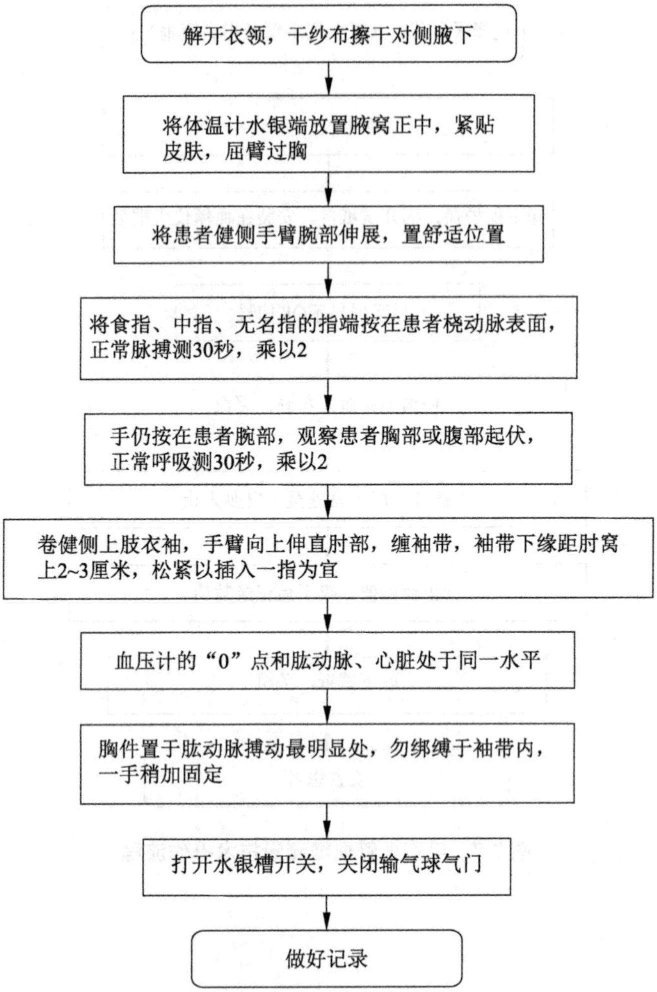
解开衣领，干纱布擦干对侧腋下
将体温计水银端放置腋窝正中，紧贴皮肤，屈臂过胸
将患者健侧手臂腕部伸展，置舒适位置
将食指、中指、无名指的指端按在患者桡动脉表面，正常脉搏测30秒，乘以2
手仍按在患者腕部，观察患者胸部或腹部起伏，正常呼吸测30秒，乘以2
卷健侧上肢衣袖，手臂向上伸直肘部，缠袖带，袖带下缘距肘窝上2~3厘米，松紧以插入一指为宜
血压计的“0”点和肱动脉、心脏处于同一水平
胸件置于肱动脉搏动最明显处，勿绑缚于袖带内，一手稍加固定
打开水银槽开关，关闭输气球气门
做好记录

图 7-8　生命体征的测量技术操作流程

九、电子血压计测量技术

电子血压计测量技术操作流程见图 7-9。

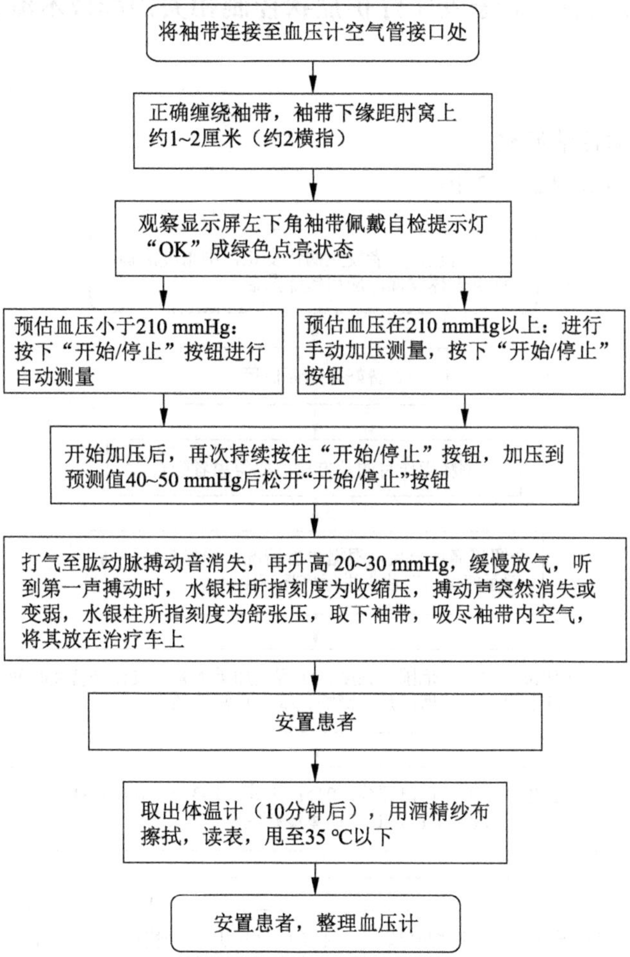
将袖带连接至血压计空气管接口处
正确缠绕袖带，袖带下缘距肘窝上约1~2厘米（约2横指）
观察显示屏左下角袖带佩戴自检提示灯“OK”成绿色点亮状态
预估血压小于210 mmHg：按下“开始/停止”按钮进行自动测量
预估血压在210 mmHg以上：进行手动加压测量，按下“开始/停止”按钮
开始加压后，再次持续按住“开始/停止”按钮，加压到预测值40~50 mmHg后松开“开始/停止”按钮
打气至肱动脉搏动音消失，再升高 20~30 mmHg，缓慢放气，听到第一声搏动时，水银柱所指刻度为收缩压，搏动声突然消失或变弱，水银柱所指刻度为舒张压，取下袖带，吸尽袖带内空气，将其放在治疗车上
安置患者
取出体温计（10分钟后），用酒精纱布擦拭，读表，甩至35 ℃以下
安置患者，整理血压计

图 7-9 电子血压计测量技术操作流程

第二节　居家安宁疗护症状控制相关护理技术流程

一、疼痛评估流程

疼痛评估流程见图 7-10。

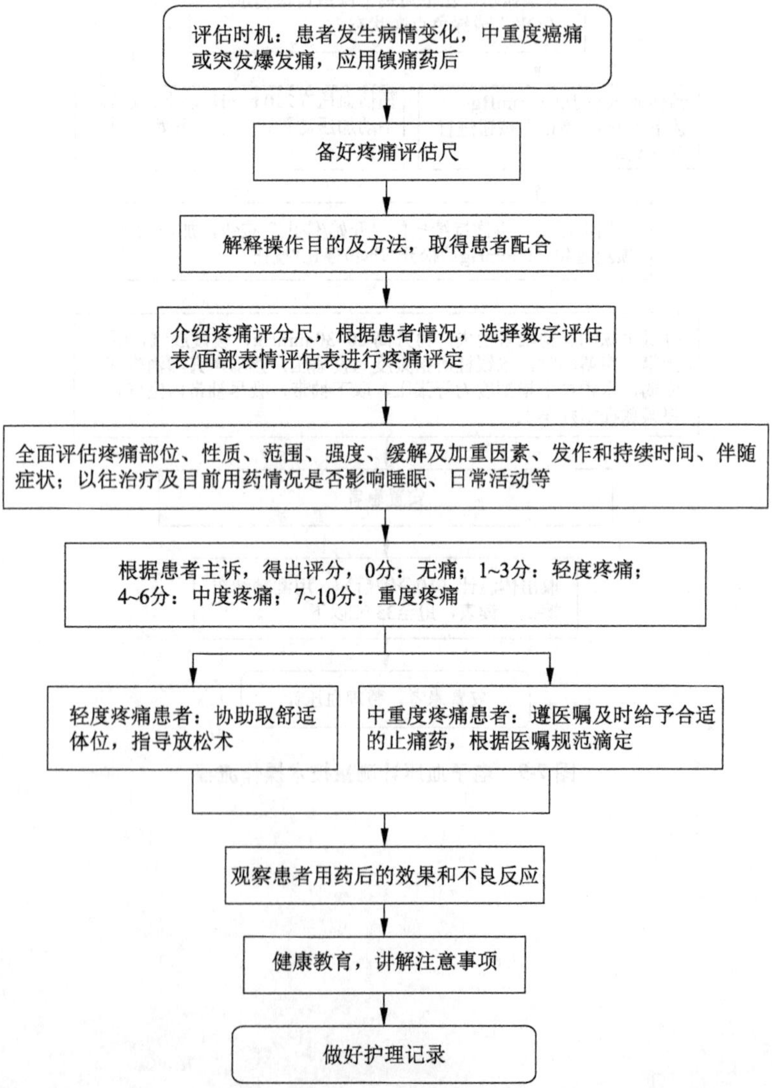
评估时机：患者发生病情变化，中重度癌痛或突发爆发痛，应用镇痛药后
备好疼痛评估尺
解释操作目的及方法，取得患者配合
介绍疼痛评分尺，根据患者情况，选择数字评估表/面部表情评估表进行疼痛评定
全面评估疼痛部位、性质、范围、强度、缓解及加重因素、发作和持续时间、伴随症状；以往治疗及目前用药情况是否影响睡眠、日常活动等
根据患者主诉，得出评分，0分：无痛；1~3分：轻度疼痛；4~6分：中度疼痛；7~10分：重度疼痛
轻度疼痛患者：协助取舒适体位，指导放松术
中重度疼痛患者：遵医嘱及时给予合适的止痛药，根据医嘱规范滴定
观察患者用药后的效果和不良反应
健康教育，讲解注意事项
做好护理记录

图 7-10　疼痛评估流程

二、耳穴贴压技术

耳穴贴压技术操作流程见图 7-11。

评估患者症状、既往史、是否妊娠、月经史、过敏史，皮肤情况及对疼痛的耐受程度

↓

解释耳穴贴压的作用、操作方法及局部感觉，取得患者合作

↓

协助患者取侧卧位或坐位，充分暴露耳部皮肤

↓

用探针探查耳穴敏感点（按压穴位时会出现酸、胀、痛的感觉），确定贴压部位

↓

用75%酒精由内而外、自上而下、从前到后消毒贴压部位皮肤两遍

↓

取耳穴贴，粘贴于选好的耳穴处，适当按压，使患者产生热、麻、胀、痛的感觉
按压方法：
1. 对压法：将食指和拇指的指腹置于患者耳廓的正面和背面，相对按压持续 20 ～ 30 秒
2. 直压法：用指尖垂直按压耳穴，持续按压 20 ～ 30 秒，每次按压 3 ～ 5 分钟
3. 点压法：用指尖一压一松，每次间隔 0.5 秒，每次按压 27 下，每日三次

↓

观察局部皮肤情况，听取主诉，询问患者感受

↓

健康教育：留置期间应防止耳穴贴脱落或被污染；侧卧时耳部如感不适时，可适当调整体位，若出现耳穴贴松动、脱落，疼痛不能耐受，及时停止

↓

做好护理记录

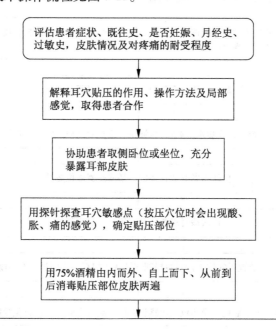

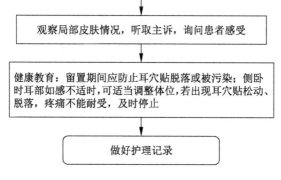

图 7-11　耳穴贴压技术操作流程

三、中药热奄包操作技术

中药热奄包操作技术操作流程见图 7-12。

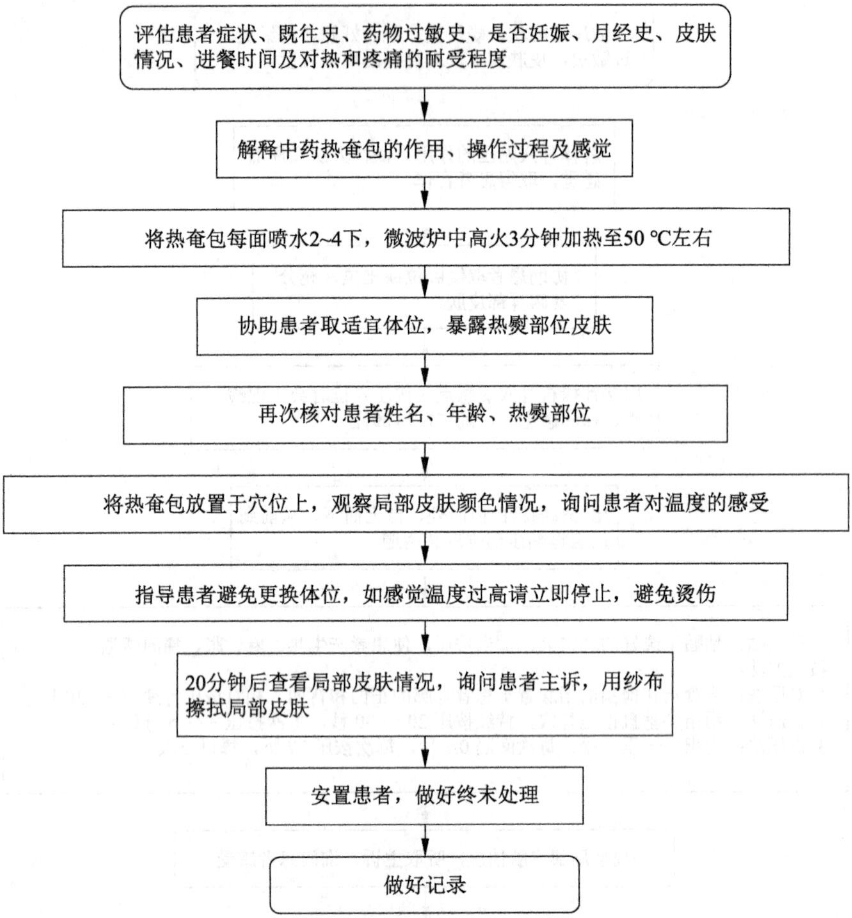
评估患者症状、既往史、药物过敏史、是否妊娠、月经史、皮肤情况、进餐时间及对热和疼痛的耐受程度
解释中药热奄包的作用、操作过程及感觉
将热奄包每面喷水2~4下，微波炉中高火3分钟加热至50 ℃左右
协助患者取适宜体位，暴露热熨部位皮肤
再次核对患者姓名、年龄、热熨部位
将热奄包放置于穴位上，观察局部皮肤颜色情况，询问患者对温度的感受
指导患者避免更换体位，如感觉温度过高请立即停止，避免烫伤
20分钟后查看局部皮肤情况，询问患者主诉，用纱布擦拭局部皮肤
安置患者，做好终末处理
做好记录

图 7-12　中药热奄包操作技术操作流程

四、芬太尼透皮贴剂使用流程

芬太尼透皮贴剂使用流程见图 7-13。

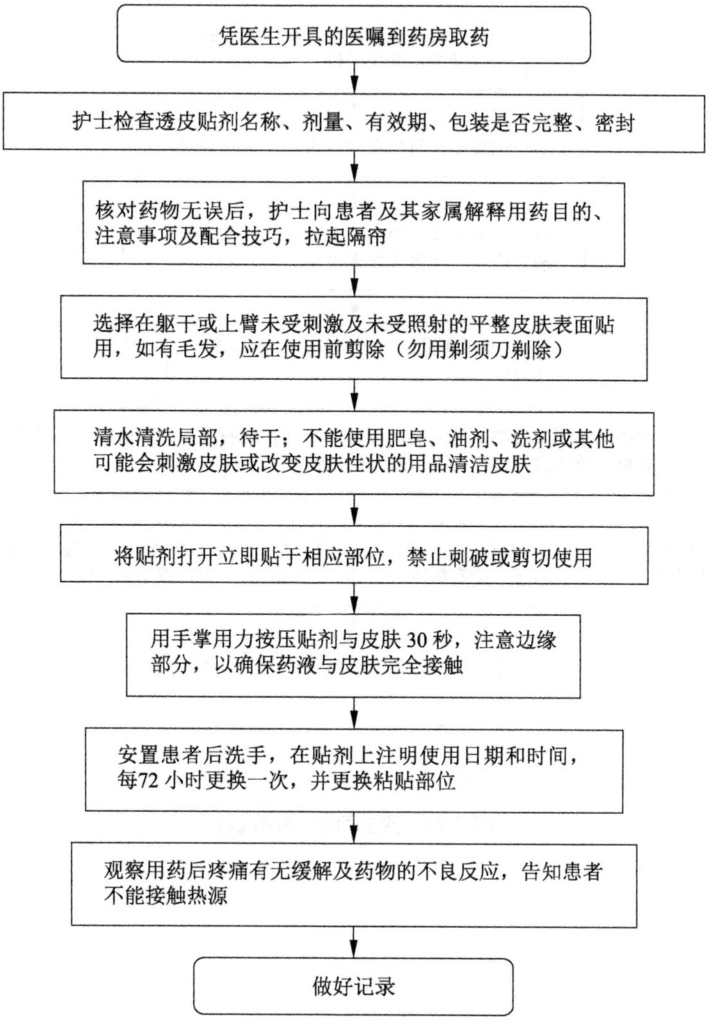
凭医生开具的医嘱到药房取药
护士检查透皮贴剂名称、剂量、有效期、包装是否完整、密封
核对药物无误后，护士向患者及其家属解释用药目的、注意事项及配合技巧，拉起隔帘
选择在躯干或上臂未受刺激及未受照射的平整皮肤表面贴用，如有毛发，应在使用前剪除（勿用剃须刀剃除）
清水清洗局部，待干；不能使用肥皂、油剂、洗剂或其他可能会刺激皮肤或改变皮肤性状的用品清洁皮肤
将贴剂打开立即贴于相应部位，禁止刺破或剪切使用
用手掌用力按压贴剂与皮肤 30 秒，注意边缘部分，以确保药液与皮肤完全接触
安置患者后洗手，在贴剂上注明使用日期和时间，每72 小时更换一次，并更换粘贴部位
观察用药后疼痛有无缓解及药物的不良反应，告知患者不能接触热源
做好记录

图 7-13　芬太尼透皮贴剂使用流程

五、腹部环形按摩流程

腹部环形按摩流程见图 7-14。

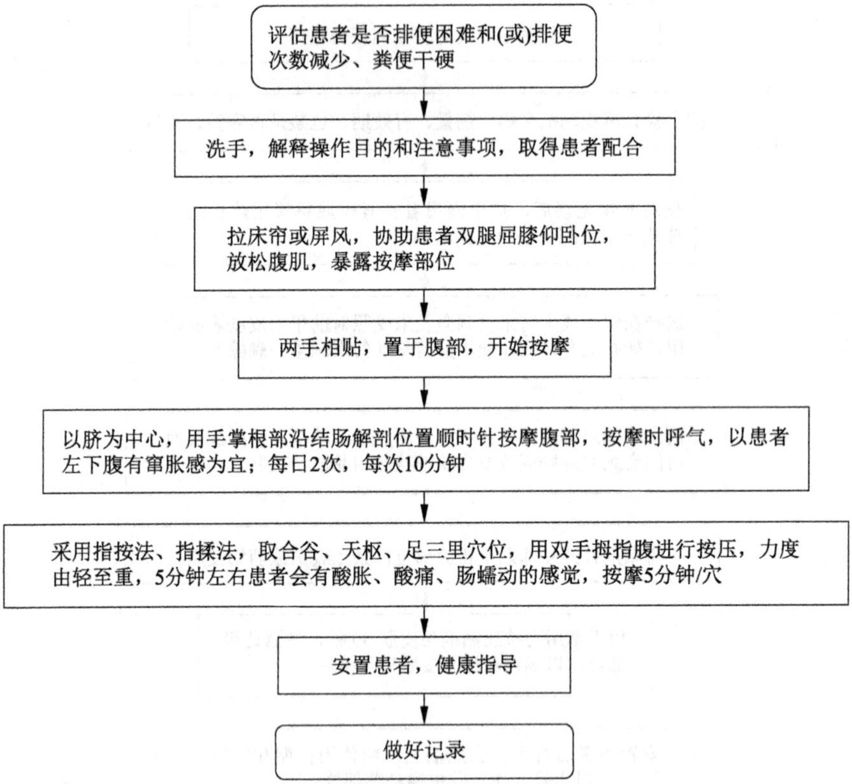
评估患者是否排便困难和(或)排便次数减少、粪便干硬
洗手，解释操作目的和注意事项，取得患者配合
拉床帘或屏风，协助患者双腿屈膝仰卧位，放松腹肌，暴露按摩部位
两手相贴，置于腹部，开始按摩
以脐为中心，用手掌根部沿结肠解剖位置顺时针按摩腹部，按摩时呼气，以患者左下腹有窜胀感为宜；每日2次，每次10分钟
采用指按法、指揉法，取合谷、天枢、足三里穴位，用双手拇指腹进行按压，力度由轻至重，5分钟左右患者会有酸胀、酸痛、肠蠕动的感觉，按摩5分钟/穴
安置患者，健康指导
做好记录

图 7-14　腹部环形按摩流程

六、氧气雾化吸入法

氧气雾化吸入法操作流程见图 7-15。

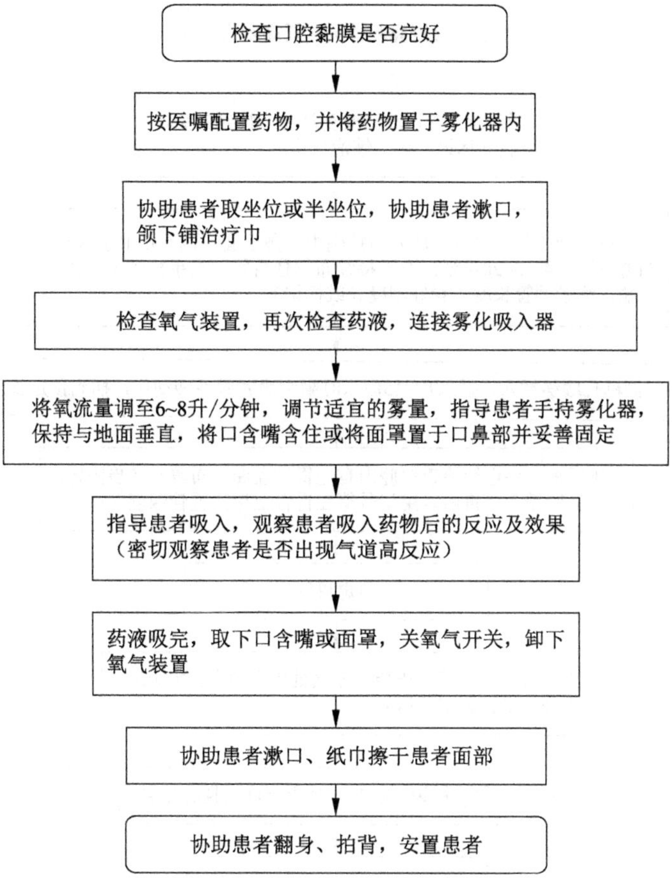
检查口腔黏膜是否完好
按医嘱配置药物，并将药物置于雾化器内
协助患者取坐位或半坐位，协助患者漱口，颌下铺治疗巾
检查氧气装置，再次检查药液，连接雾化吸入器
将氧流量调至6~8升/分钟，调节适宜的雾量，指导患者手持雾化器，保持与地面垂直，将口含嘴含住或将面罩置于口鼻部并妥善固定
指导患者吸入，观察患者吸入药物后的反应及效果（密切观察患者是否出现气道高反应）
药液吸完，取下口含嘴或面罩，关氧气开关，卸下氧气装置
协助患者漱口、纸巾擦干患者面部
协助患者翻身、拍背，安置患者

图 7-15　氧气雾化吸入法操作流程

七、胃肠减压技术

胃肠减压技术操作流程见图 7-16。

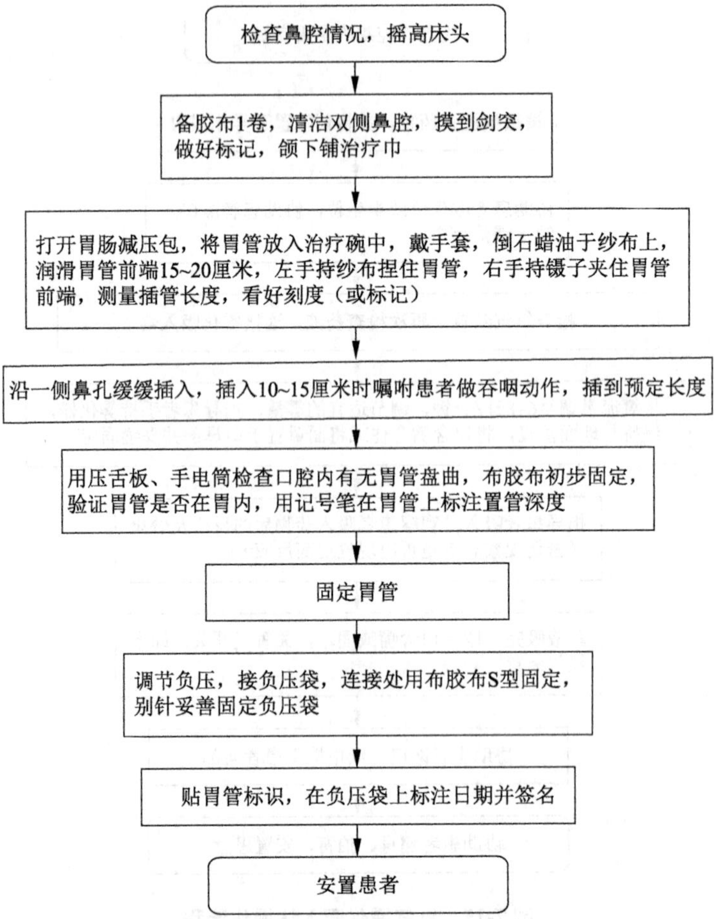
检查鼻腔情况，摇高床头
备胶布1卷，清洁双侧鼻腔，摸到剑突，做好标记，颌下铺治疗巾
打开胃肠减压包，将胃管放入治疗碗中，戴手套，倒石蜡油于纱布上，润滑胃管前端15~20厘米，左手持纱布捏住胃管，右手持镊子夹住胃管前端，测量插管长度，看好刻度（或标记）
沿一侧鼻孔缓缓插入，插入10~15厘米时嘱咐患者做吞咽动作，插到预定长度
用压舌板、手电筒检查口腔内有无胃管盘曲，布胶布初步固定，验证胃管是否在胃内，用记号笔在胃管上标注置管深度
固定胃管
调节负压，接负压袋，连接处用布胶布S型固定，别针妥善固定负压袋
贴胃管标识，在负压袋上标注日期并签名
安置患者

图 7-16　胃肠减压技术操作流程

八、大量不保留灌肠技术

大量不保留灌肠技术操作流程见图 7-17。

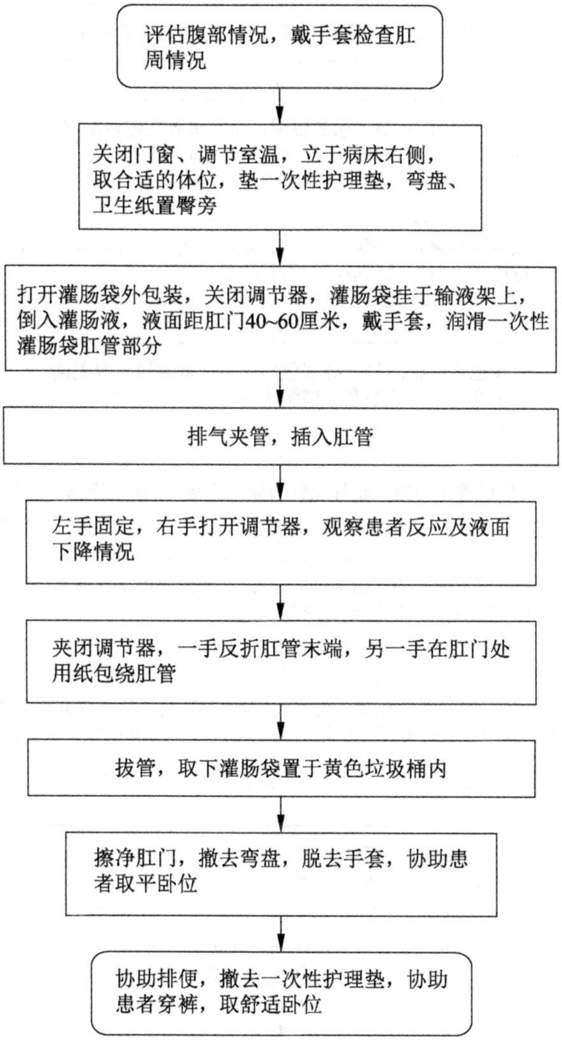
评估腹部情况，戴手套检查肛周情况
关闭门窗、调节室温，立于病床右侧，取合适的体位，垫一次性护理垫，弯盘、卫生纸置臀旁
打开灌肠袋外包装，关闭调节器，灌肠袋挂于输液架上，倒入灌肠液，液面距肛门40~60厘米，戴手套，润滑一次性灌肠袋肛管部分
排气夹管，插入肛管
左手固定，右手打开调节器，观察患者反应及液面下降情况
夹闭调节器，一手反折肛管末端，另一手在肛门处用纸包绕肛管
拔管，取下灌肠袋置于黄色垃圾桶内
擦净肛门，撤去弯盘，脱去手套，协助患者取平卧位
协助排便，撤去一次性护理垫，协助患者穿裤，取舒适卧位

图 7-17　大量不保留灌肠技术操作流程

九、男性患者导尿术

男性患者导尿术操作流程见图 7-18。

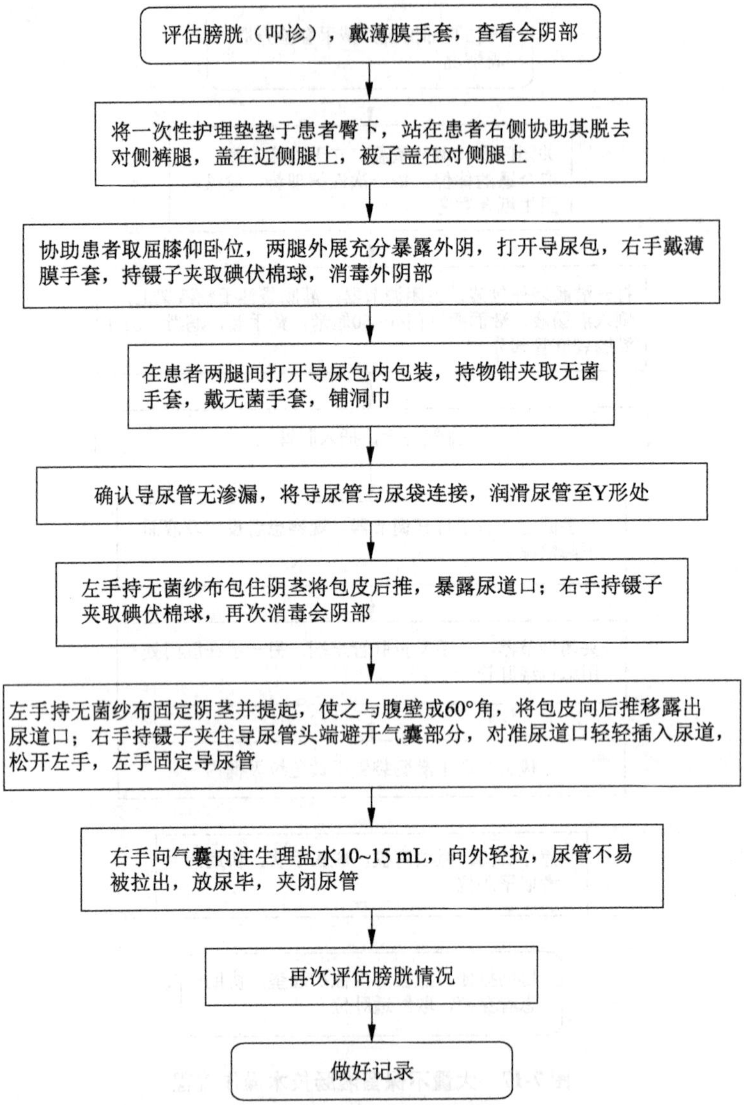
评估膀胱（叩诊），戴薄膜手套，查看会阴部
将一次性护理垫垫于患者臀下，站在患者右侧协助其脱去对侧裤腿，盖在近侧腿上，被子盖在对侧腿上
协助患者取屈膝仰卧位，两腿外展充分暴露外阴，打开导尿包，右手戴薄膜手套，持镊子夹取碘伏棉球，消毒外阴部
在患者两腿间打开导尿包内包装，持物钳夹取无菌手套，戴无菌手套，铺洞巾
确认导尿管无渗漏，将导尿管与尿袋连接，润滑尿管至Y形处
左手持无菌纱布包住阴茎将包皮后推，暴露尿道口；右手持镊子夹取碘伏棉球，再次消毒会阴部
左手持无菌纱布固定阴茎并提起，使之与腹壁成60°角，将包皮向后推移露出尿道口；右手持镊子夹住导尿管头端避开气囊部分，对准尿道口轻轻插入尿道，松开左手，左手固定导尿管
右手向气囊内注生理盐水10~15 mL，向外轻拉，尿管不易被拉出，放尿毕，夹闭尿管
再次评估膀胱情况
做好记录

图 7-18　男性患者导尿术操作流程

十、女性患者导尿术

女性患者导尿术操作流程见图 7-19。

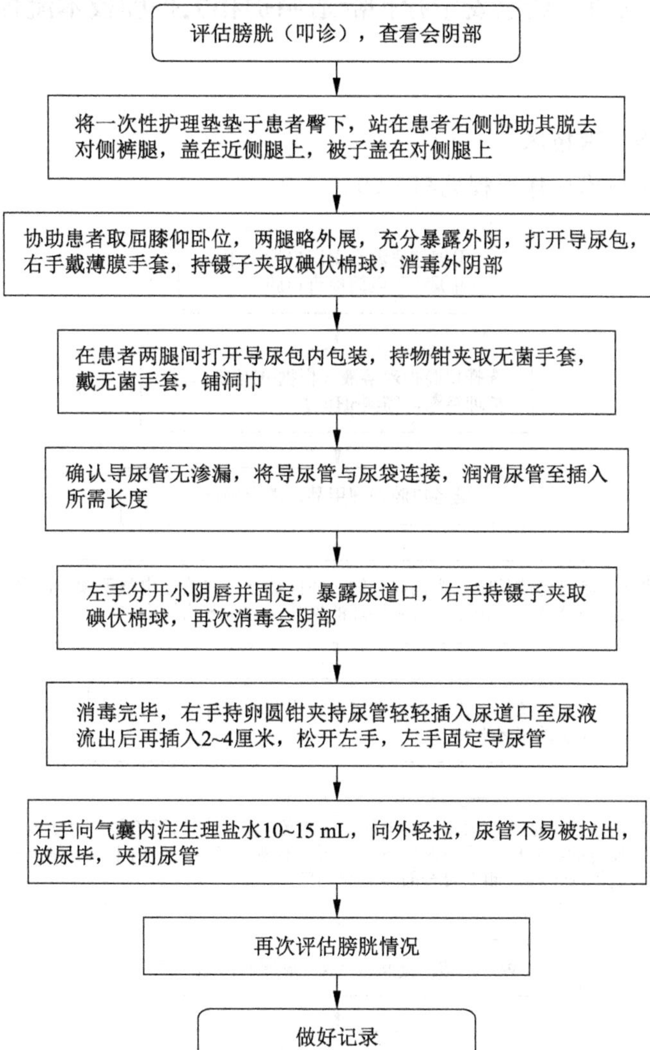
评估膀胱（叩诊），查看会阴部
将一次性护理垫垫于患者臀下，站在患者右侧协助其脱去对侧裤腿，盖在近侧腿上，被子盖在对侧腿上
协助患者取屈膝仰卧位，两腿略外展，充分暴露外阴，打开导尿包，右手戴薄膜手套，持镊子夹取碘伏棉球，消毒外阴部
在患者两腿间打开导尿包内包装，持物钳夹取无菌手套，戴无菌手套，铺洞巾
确认导尿管无渗漏，将导尿管与尿袋连接，润滑尿管至插入所需长度
左手分开小阴唇并固定，暴露尿道口，右手持镊子夹取碘伏棉球，再次消毒会阴部
消毒完毕，右手持卵圆钳夹持尿管轻轻插入尿道口至尿液流出后再插入2~4厘米，松开左手，左手固定导尿管
右手向气囊内注生理盐水10~15 mL，向外轻拉，尿管不易被拉出，放尿毕，夹闭尿管
再次评估膀胱情况
做好记录

图 7-19 女性患者导尿术操作流程

第三节　居家安宁疗护舒适照护相关护理技术流程

一、口腔护理技术

口腔护理技术操作流程见图 7-20。

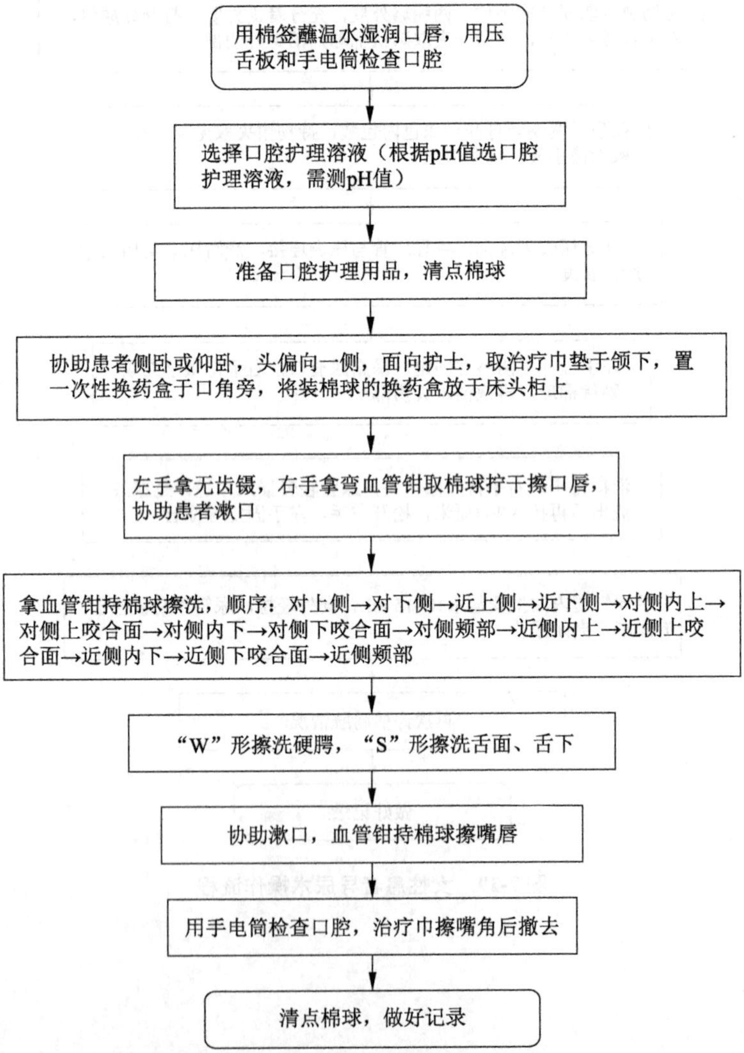

用棉签蘸温水湿润口唇，用压舌板和手电筒检查口腔
选择口腔护理溶液（根据pH值选口腔护理溶液，需测pH值）
准备口腔护理用品，清点棉球
协助患者侧卧或仰卧，头偏向一侧，面向护士，取治疗巾垫于颌下，置一次性换药盒于口角旁，将装棉球的换药盒放于床头柜上
左手拿无齿镊，右手拿弯血管钳取棉球拧干擦口唇，协助患者漱口
拿血管钳持棉球擦洗，顺序：对上侧→对下侧→近上侧→近下侧→对侧内上→对侧上咬合面→对侧内下→对侧下咬合面→对侧颊部→近侧内上→近侧上咬合面→近侧内下→近侧下咬合面→近侧颊部
“W”形擦洗硬腭，“S”形擦洗舌面、舌下
协助漱口，血管钳持棉球擦嘴唇
用手电筒检查口腔，治疗巾擦嘴角后撤去
清点棉球，做好记录

图 7-20　口腔护理技术操作流程

二、鼻饲技术

鼻饲技术操作流程见图 7-21。

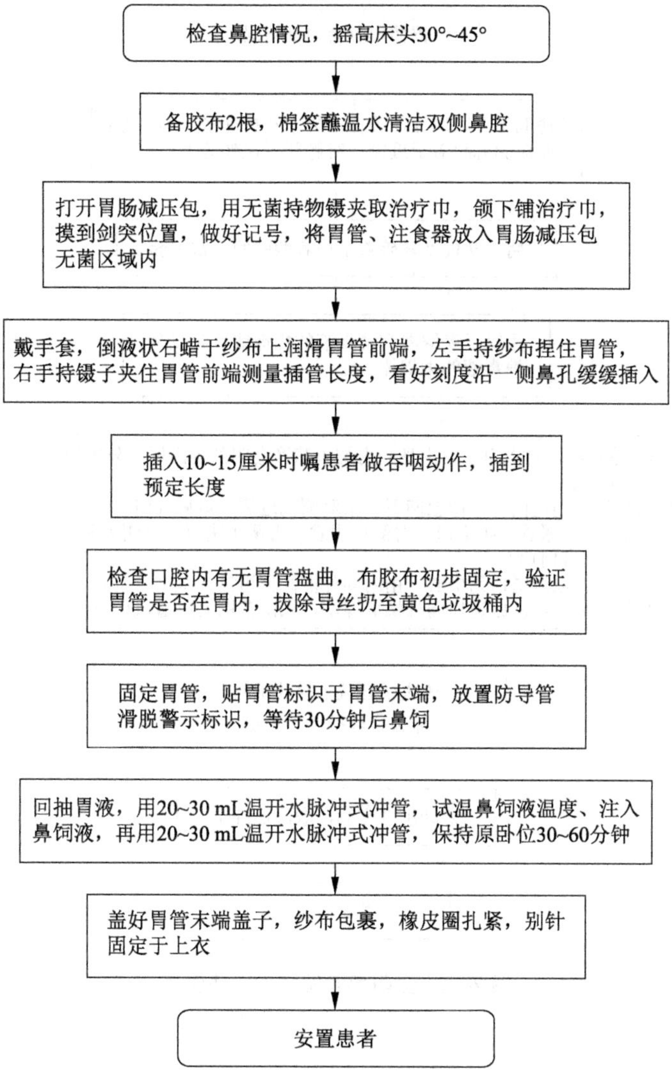
检查鼻腔情况，摇高床头30°~45°
备胶布2根，棉签蘸温水清洁双侧鼻腔
打开胃肠减压包，用无菌持物镊夹取治疗巾，颌下铺治疗巾，摸到剑突位置，做好记号，将胃管、注食器放入胃肠减压包无菌区域内
戴手套，倒液状石蜡于纱布上润滑胃管前端，左手持纱布捏住胃管，右手持镊子夹住胃管前端测量插管长度，看好刻度沿一侧鼻孔缓缓插入
插入10~15厘米时嘱患者做吞咽动作，插到预定长度
检查口腔内有无胃管盘曲，布胶布初步固定，验证胃管是否在胃内，拔除导丝扔至黄色垃圾桶内
固定胃管，贴胃管标识于胃管末端，放置防导管滑脱警示标识，等待30分钟后鼻饲
回抽胃液，用20~30 mL温开水脉冲式冲管，试温鼻饲液温度、注入鼻饲液，再用20~30 mL温开水脉冲式冲管，保持原卧位30~60分钟
盖好胃管末端盖子，纱布包裹，橡皮圈扎紧，别针固定于上衣
安置患者

图 7-21　鼻饲技术操作流程

三、会阴部擦洗技术

会阴部擦洗技术操作流程见图 7-22。

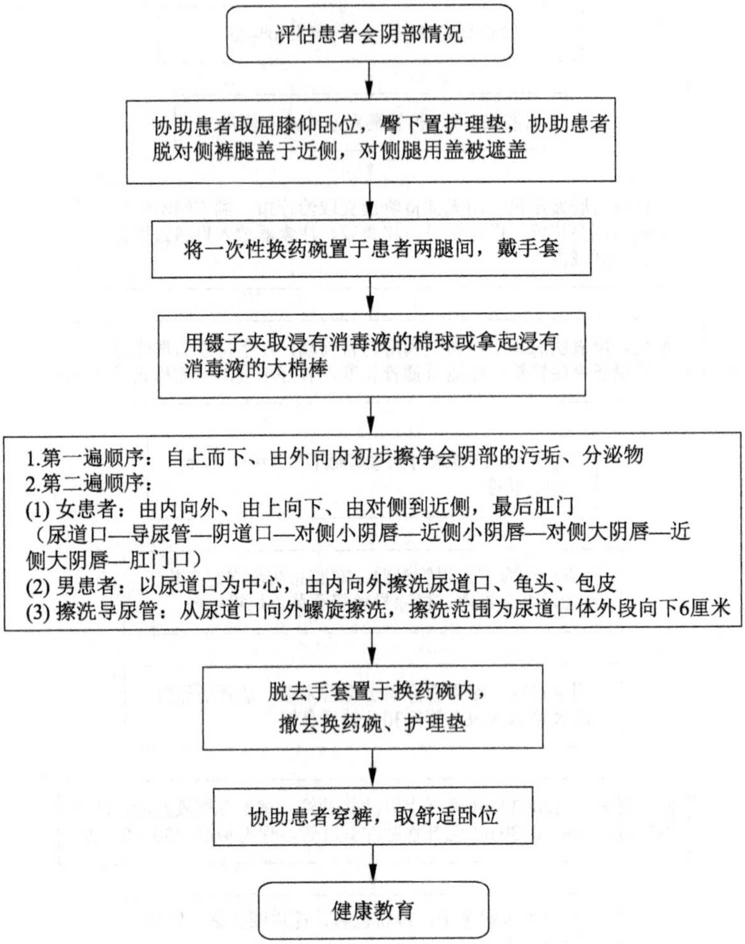
评估患者会阴部情况
协助患者取屈膝仰卧位，臀下置护理垫，协助患者脱对侧裤腿盖于近侧，对侧腿用盖被遮盖
将一次性换药碗置于患者两腿间，戴手套
用镊子夹取浸有消毒液的棉球或拿起浸有消毒液的大棉棒
1.第一遍顺序：自上而下、由外向内初步擦净会阴部的污垢、分泌物
2.第二遍顺序：
(1) 女患者：由内向外、由上向下、由对侧到近侧，最后肛门
（尿道口—导尿管—阴道口—对侧小阴唇—近侧小阴唇—对侧大阴唇—近侧大阴唇—肛门口）
(2) 男患者：以尿道口为中心，由内向外擦洗尿道口、龟头、包皮
(3) 擦洗导尿管：从尿道口向外螺旋擦洗，擦洗范围为尿道口体外段向下6厘米
脱去手套置于换药碗内，
撤去换药碗、护理垫
协助患者穿裤，取舒适卧位
健康教育

图 7-22　会阴部擦洗技术操作流程

四、物理降温技术

物理降温技术操作流程见图 7-23。

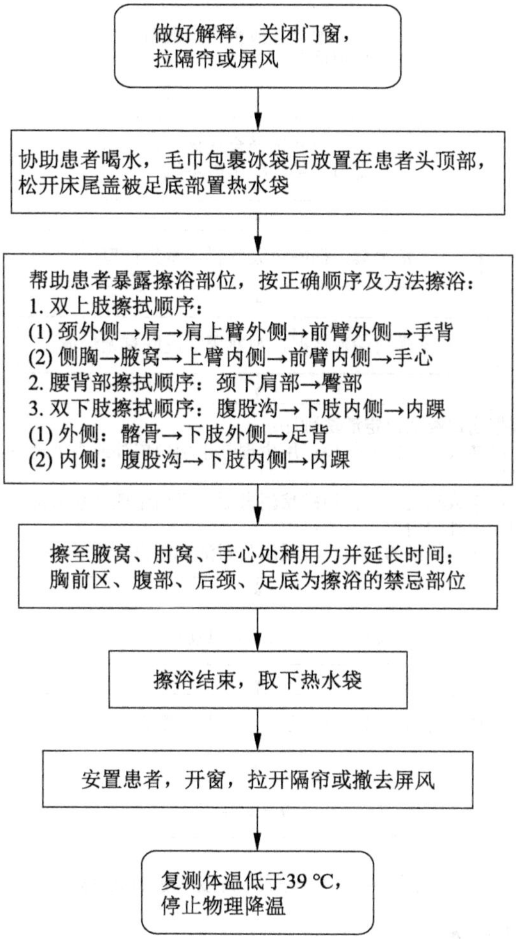
做好解释，关闭门窗，
拉隔帘或屏风
协助患者喝水，毛巾包裹冰袋后放置在患者头顶部，
松开床尾盖被足底部置热水袋
帮助患者暴露擦浴部位，按正确顺序及方法擦浴：
1. 双上肢擦拭顺序：
(1) 颈外侧→肩→肩上臂外侧→前臂外侧→手背
(2) 侧胸→腋窝→上臂内侧→前臂内侧→手心
2. 腰背部擦拭顺序：颈下肩部→臀部
3. 双下肢擦拭顺序：腹股沟→下肢内侧→内踝
(1) 外侧：髂骨→下肢外侧→足背
(2) 内侧：腹股沟→下肢内侧→内踝
擦至腋窝、肘窝、手心处稍用力并延长时间；
胸前区、腹部、后颈、足底为擦浴的禁忌部位
擦浴结束，取下热水袋
安置患者，开窗，拉开隔帘或撤去屏风
复测体温低于39 ℃，
停止物理降温

图 7-23　物理降温技术操作流程

五、PI 创面换药技术

PI 创面换药技术操作流程见图 7-24。

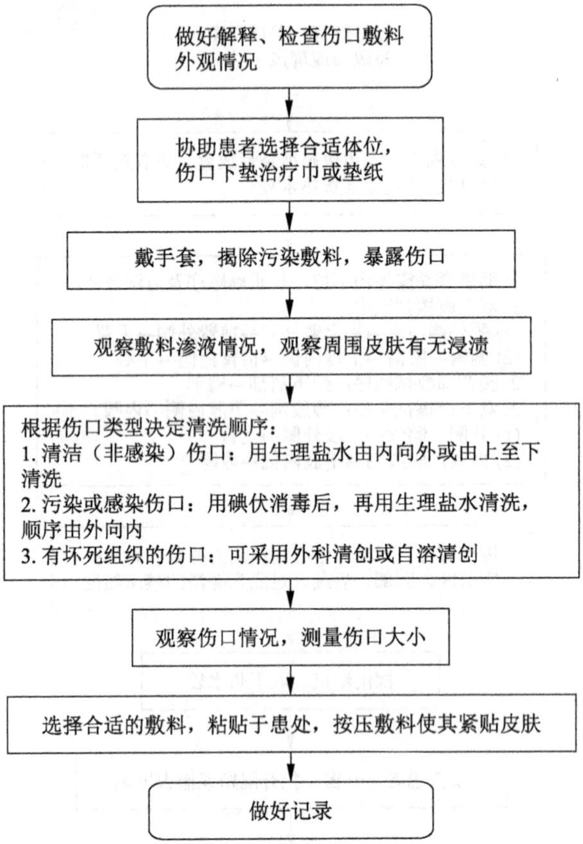
做好解释、检查伤口敷料外观情况
协助患者选择合适体位，伤口下垫治疗巾或垫纸
戴手套，揭除污染敷料，暴露伤口
观察敷料渗液情况，观察周围皮肤有无浸渍
根据伤口类型决定清洗顺序：
1. 清洁（非感染）伤口：用生理盐水由内向外或由上至下清洗
2. 污染或感染伤口：用碘伏消毒后，再用生理盐水清洗，顺序由外向内
3. 有坏死组织的伤口：可采用外科清创或自溶清创
观察伤口情况，测量伤口大小
选择合适的敷料，粘贴于患处，按压敷料使其紧贴皮肤
做好记录

图 7-24　PI 创面换药技术操作流程

六、床上洗头技术

床上洗头技术操作流程见图 7-25。

关闭门窗，调节室温于24 ℃左右

↓

塑料桶放于左侧床下，将枕头移除放于床尾

↓

患者取仰卧位，解领口，向内翻折衣领，将毛巾围于颈下，将一次性护理垫及浴巾铺于患者头肩下，洗头盆放头下，颈部置于洗头盆突起处

↓

连接排水管并伸入床左下方的塑料桶内，将盛有温水的冲洗水壶、毛巾、洗发液置于床头柜上

↓

棉球塞两耳，纱布或眼罩遮盖双眼

↓

戴手套，用水温计测量水温，取冲洗壶倒温水将头发湿润并询问患者水温是否合适

↓

倒适量洗发液于手掌心，用双手轻搓头发，再用温水冲洗头发，反复冲洗，直到洗净为止

↓

取下洗头盆、眼部纱布，取出耳内棉球

↓

用毛巾擦净面部水迹，用浴巾将头部包住，撤去一次性护理垫，打开包头巾并搓干头发，撤去浴巾，用吹风机吹干头发

↓

梳理头发，协助患者照镜，询问患者是否满意

↓

协助患者卧于舒适体位，枕头垫于头下

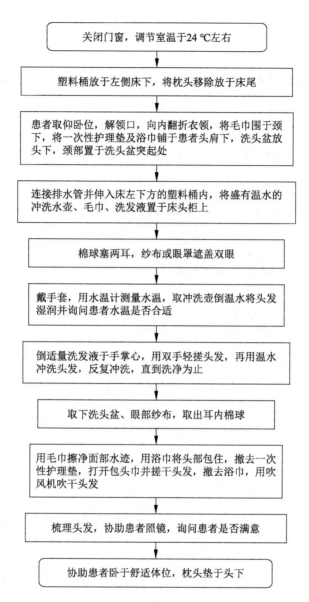

图 7-25　床上洗头技术操作流程

七、卧床患者更换床单技术

卧床患者更换床单技术操作流程见图 7-26。

摇平床头，松开床尾盖被

↓

将枕头移向对侧，协助患者翻身侧卧，背向护士，一人（护士或家属）保护患者，防坠床，看皮肤，盖好被子

↓

松近侧各单，将一次性巾单卷起塞入患者身下，大单卷起塞入患者身下，床垫去尘

↓

清洁大单中线与床中线对齐，展开近侧半幅，对侧半幅卷起塞于污大单下，铺近侧床单，铺一次性巾单，近侧塞于床垫下，对侧半幅塞于患者身下

↓

松开被子，移枕于近侧，协助患者翻身，面向护士，盖好被子，立近侧床栏

↓

转至对侧，放下床栏，松开床单，撤去污巾单，撤污大单，床垫去尘，依次将大单、巾单拉好铺平

↓

移枕至床头中央，协助患者仰卧，清洁被套正面朝外，上下对折铺于盖被上，对准中线，上缘平被头

↓

棉胎在污被套内折成“S”形，放于床尾

↓

打开清洁被套下1/3，棉胎放入清洁被套内

↓

套好被套，被头压于枕下两侧，右手托被，左手撤出污被套，再次整理被子至被套棉胎吻合，将盖被折成被筒，尾端塞于床垫下或内折平床尾

↓

一手托颈，一手取出枕头，撤下枕套，松枕，在床尾更换枕套，置于头下

↓

协助患者取舒适卧位，立床栏

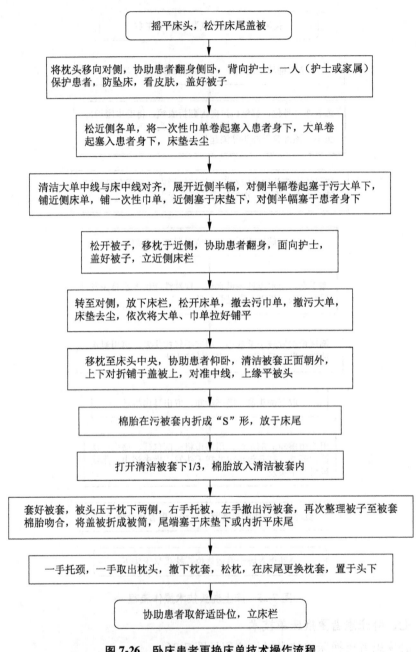

图 7-26　卧床患者更换床单技术操作流程

八、单人协助患者移向床头技术

单人协助患者移向床头技术操作流程见图 7-27。

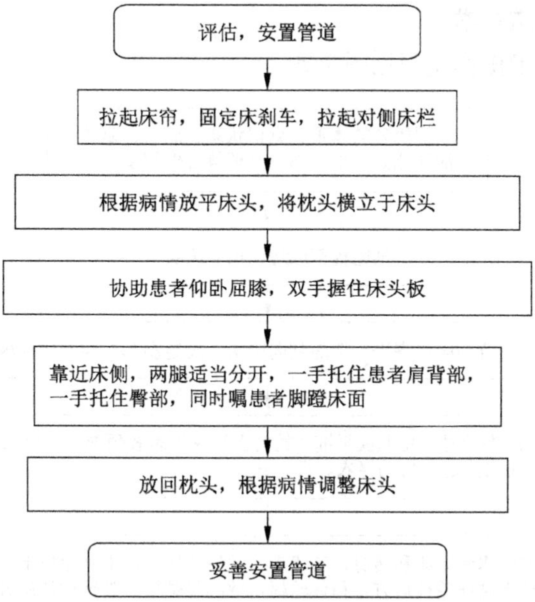
评估，安置管道
拉起床帘，固定床刹车，拉起对侧床栏
根据病情放平床头，将枕头横立于床头
协助患者仰卧屈膝，双手握住床头板
靠近床侧，两腿适当分开，一手托住患者肩背部，一手托住臀部，同时嘱患者脚蹬床面
放回枕头，根据病情调整床头
妥善安置管道

图 7-27　单人协助患者移向床头技术操作流程

九、双人协助患者移向床头技术

双人协助患者移向床头技术操作流程见图 7-28。

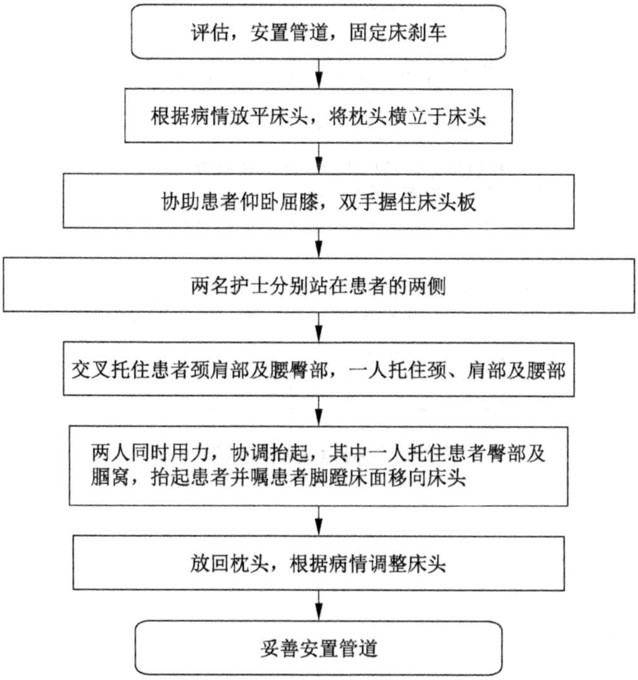
评估，安置管道，固定床刹车
根据病情放平床头，将枕头横立于床头
协助患者仰卧屈膝，双手握住床头板
两名护士分别站在患者的两侧
交叉托住患者颈肩部及腰臀部，一人托住颈、肩部及腰部
两人同时用力，协调抬起，其中一人托住患者臀部及腘窝，抬起患者并嘱患者脚蹬床面移向床头
放回枕头，根据病情调整床头
妥善安置管道

图 7-28　双人协助患者移向床头技术操作流程

十、轮椅运送技术

轮椅运送技术操作流程见图 7-29。

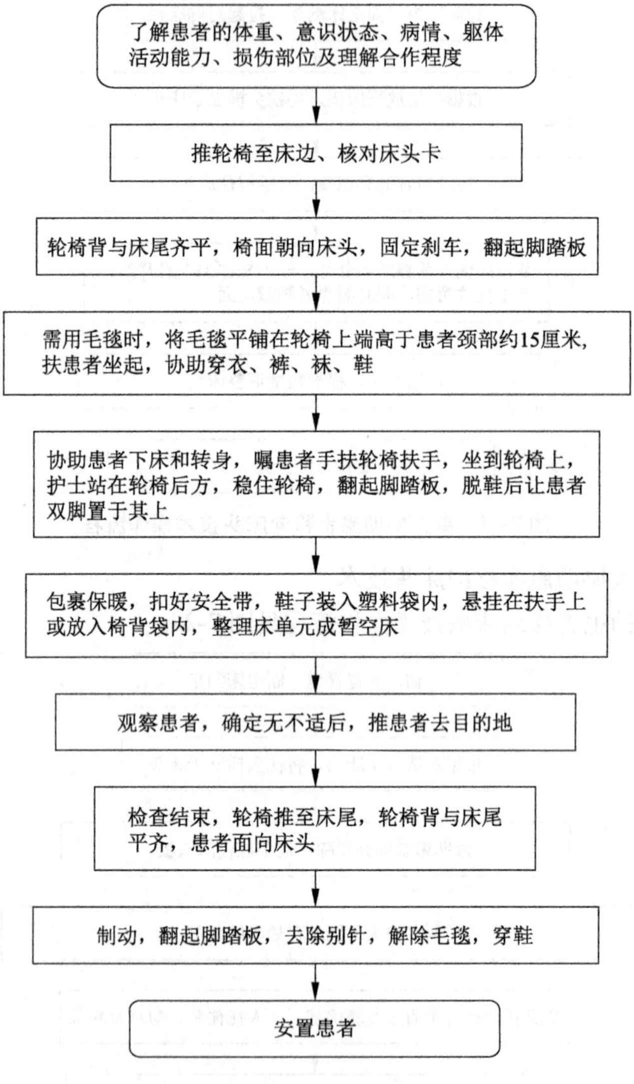
了解患者的体重、意识状态、病情、躯体活动能力、损伤部位及理解合作程度
推轮椅至床边、核对床头卡
轮椅背与床尾齐平，椅面朝向床头，固定刹车，翻起脚踏板
需用毛毯时，将毛毯平铺在轮椅上端高于患者颈部约15厘米，扶患者坐起，协助穿衣、裤、袜、鞋
协助患者下床和转身，嘱患者手扶轮椅扶手，坐到轮椅上，护士站在轮椅后方，稳住轮椅，翻起脚踏板，脱鞋后让患者双脚置于其上
包裹保暖，扣好安全带，鞋子装入塑料袋内，悬挂在扶手上或放入椅背袋内，整理床单元成暂空床
观察患者，确定无不适后，推患者去目的地
检查结束，轮椅推至床尾，轮椅背与床尾平齐，患者面向床头
制动，翻起脚踏板，去除别针，解除毛毯，穿鞋
安置患者

图 7-29　轮椅运送技术操作流程

十一、轴线翻身技术

轴线翻身技术操作流程见图 7-30。

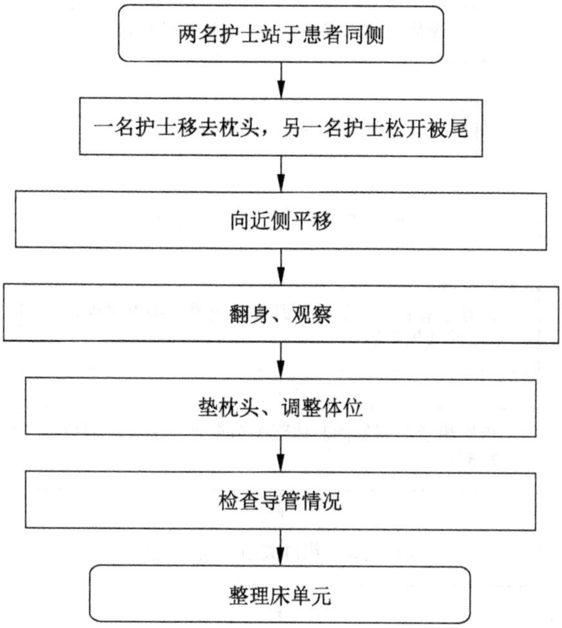
两名护士站于患者同侧
一名护士移去枕头，另一名护士松开被尾
向近侧平移
翻身、观察
垫枕头、调整体位
检查导管情况
整理床单元

图 7-30　轴线翻身技术操作流程

十二、踝泵运动技术

踝泵运动技术操作流程见图 7-31。

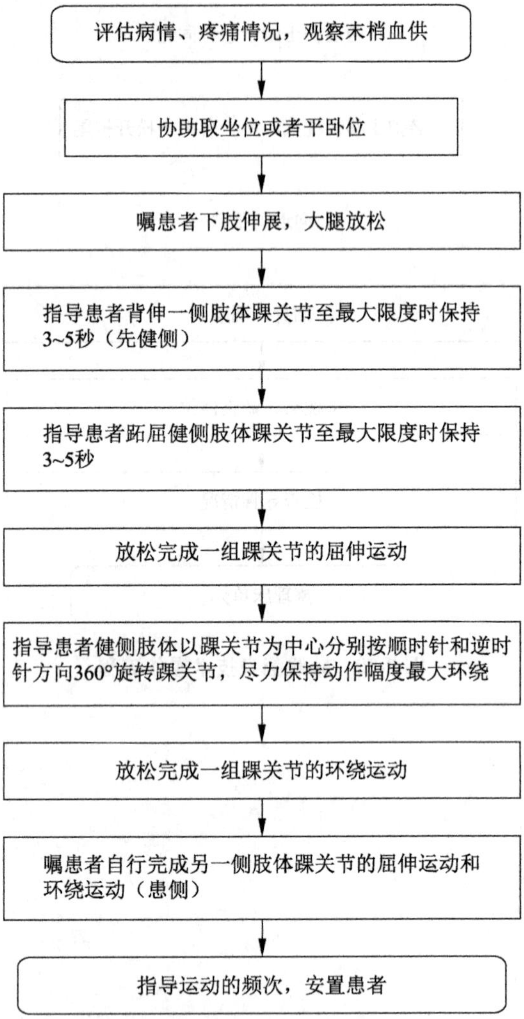
评估病情、疼痛情况，观察末梢血供
协助取坐位或者平卧位
嘱患者下肢伸展，大腿放松
指导患者背伸一侧肢体踝关节至最大限度时保持3~5秒（先健侧）
指导患者跖屈健侧肢体踝关节至最大限度时保持3~5秒
放松完成一组踝关节的屈伸运动
指导患者健侧肢体以踝关节为中心分别按顺时针和逆时针方向360°旋转踝关节，尽力保持动作幅度最大环绕
放松完成一组踝关节的环绕运动
嘱患者自行完成另一侧肢体踝关节的屈伸运动和环绕运动（患侧）
指导运动的频次，安置患者

图 7-31　踝泵运动技术操作流程

十三、肢体肿胀测量技术

肢体肿胀测量技术操作流程见图 7-32。

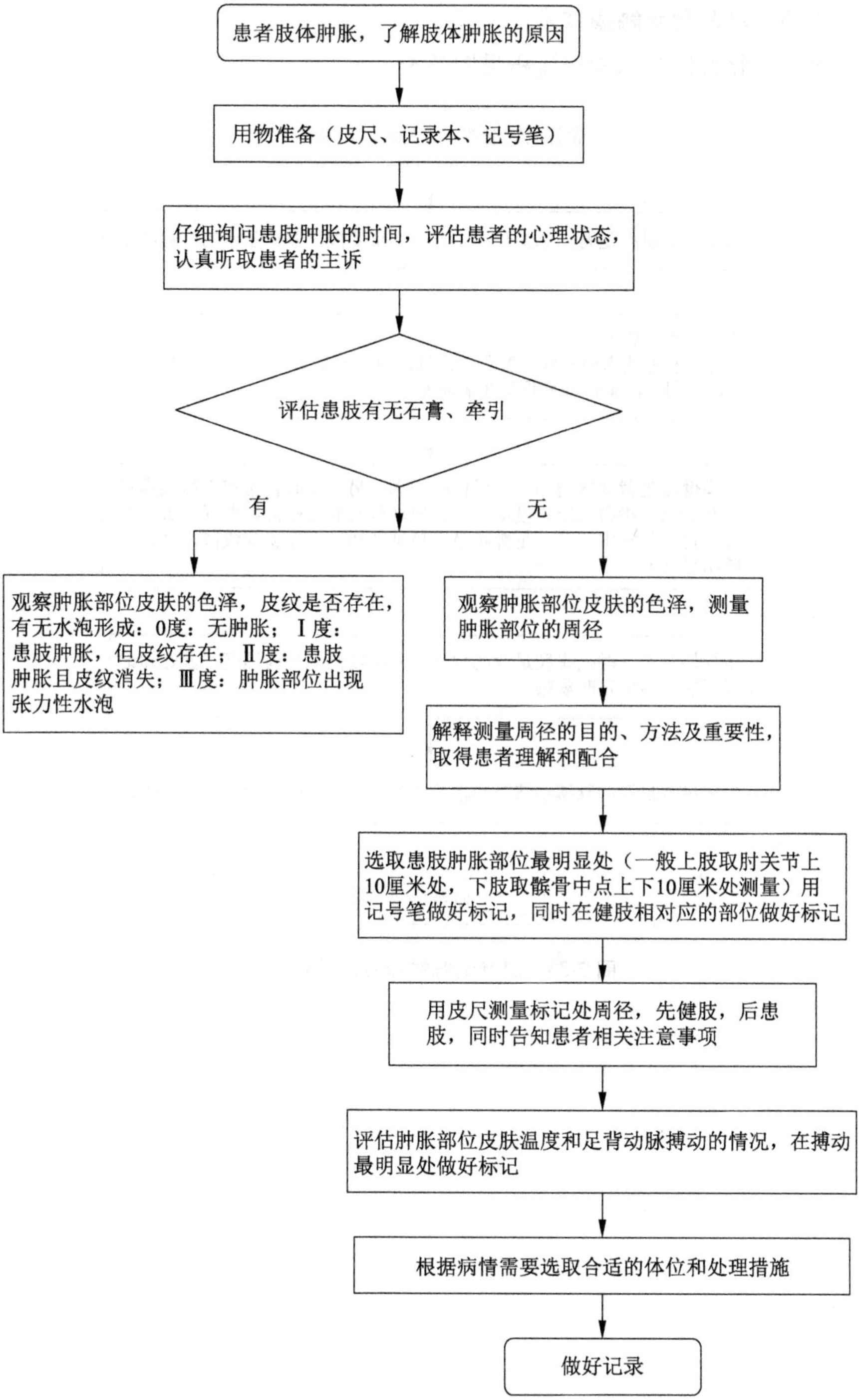
患者肢体肿胀，了解肢体肿胀的原因
用物准备（皮尺、记录本、记号笔）
仔细询问患肢肿胀的时间，评估患者的心理状态，认真听取患者的主诉
评估患肢有无石膏、牵引
有
无
观察肿胀部位皮肤的色泽，皮纹是否存在，有无水泡形成：0度：无肿胀；Ⅰ度：患肢肿胀，但皮纹存在；Ⅱ度：患肢肿胀且皮纹消失；Ⅲ度：肿胀部位出现张力性水泡
观察肿胀部位皮肤的色泽，测量肿胀部位的周径
解释测量周径的目的、方法及重要性，取得患者理解和配合
选取患肢肿胀部位最明显处（一般上肢取肘关节上10厘米处，下肢取髌骨中点上下10厘米处测量）用记号笔做好标记，同时在健肢相对应的部位做好标记
用皮尺测量标记处周径，先健肢，后患肢，同时告知患者相关注意事项
评估肿胀部位皮肤温度和足背动脉搏动的情况，在搏动最明显处做好标记
根据病情需要选取合适的体位和处理措施
做好记录

图 7-32　肢体肿胀测量技术操作流程

十四、足背动脉触摸技术

足背动脉触摸技术操作流程见图 7-33。

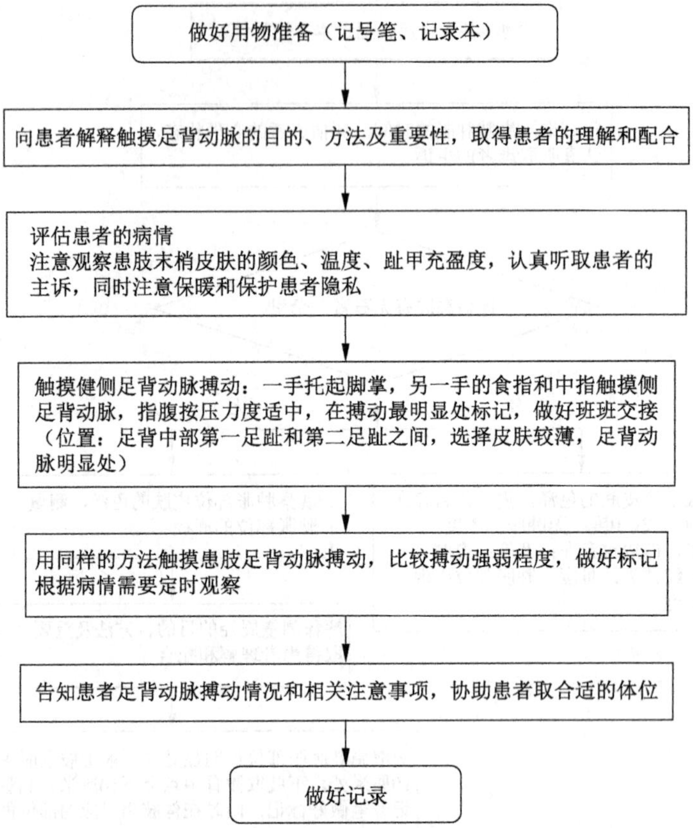
做好用物准备（记号笔、记录本）
向患者解释触摸足背动脉的目的、方法及重要性，取得患者的理解和配合
评估患者的病情
注意观察患肢末梢皮肤的颜色、温度、趾甲充盈度，认真听取患者的主诉，同时注意保暖和保护患者隐私
触摸健侧足背动脉搏动：一手托起脚掌，另一手的食指和中指触摸侧足背动脉，指腹按压力度适中，在搏动最明显处标记，做好班班交接（位置：足背中部第一足趾和第二足趾之间，选择皮肤较薄，足背动脉明显处）
用同样的方法触摸患肢足背动脉搏动，比较搏动强弱程度，做好标记根据病情需要定时观察
告知患者足背动脉搏动情况和相关注意事项，协助患者取合适的体位
做好记录

图 7-33　足背动脉触摸技术操作流程

十五、翻身和叩背技术

翻身和叩背技术操作流程见图 7-34。

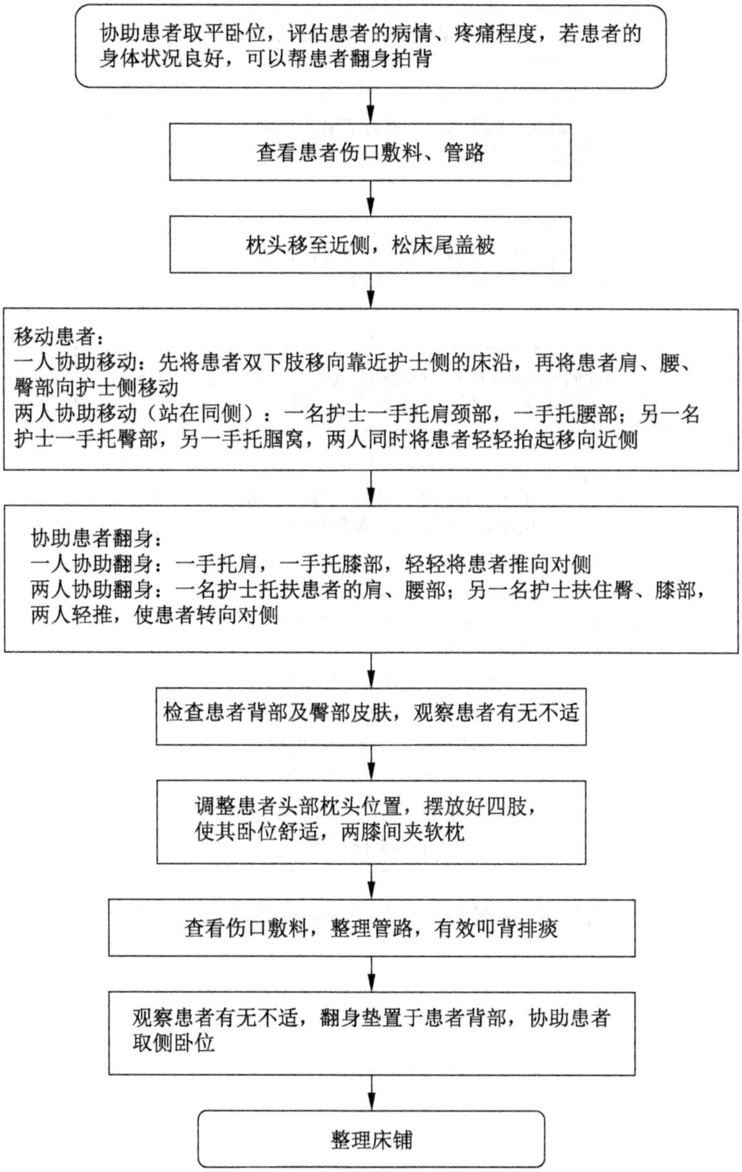
协助患者取平卧位，评估患者的病情、疼痛程度，若患者的身体状况良好，可以帮患者翻身拍背
查看患者伤口敷料、管路
枕头移至近侧，松床尾盖被
移动患者：
一人协助移动：先将患者双下肢移向靠近护士侧的床沿，再将患者肩、腰、臀部向护士侧移动
两人协助移动（站在同侧）：一名护士一手托肩颈部，一手托腰部；另一名护士一手托臀部，另一手托腘窝，两人同时将患者轻轻抬起移向近侧
协助患者翻身：
一人协助翻身：一手托肩，一手托膝部，轻轻将患者推向对侧
两人协助翻身：一名护士托扶患者的肩、腰部；另一名护士扶住臀、膝部，两人轻推，使患者转向对侧
检查患者背部及臀部皮肤，观察患者有无不适
调整患者头部枕头位置，摆放好四肢，使其卧位舒适，两膝间夹软枕
查看伤口敷料，整理管路，有效叩背排痰
观察患者有无不适，翻身垫置于患者背部，协助患者取侧卧位
整理床铺

图 7-34　翻身、叩背技术操作流程

十六、引流袋（球）更换护理技术

引流袋（球）更换护理技术操作流程见图7-35。

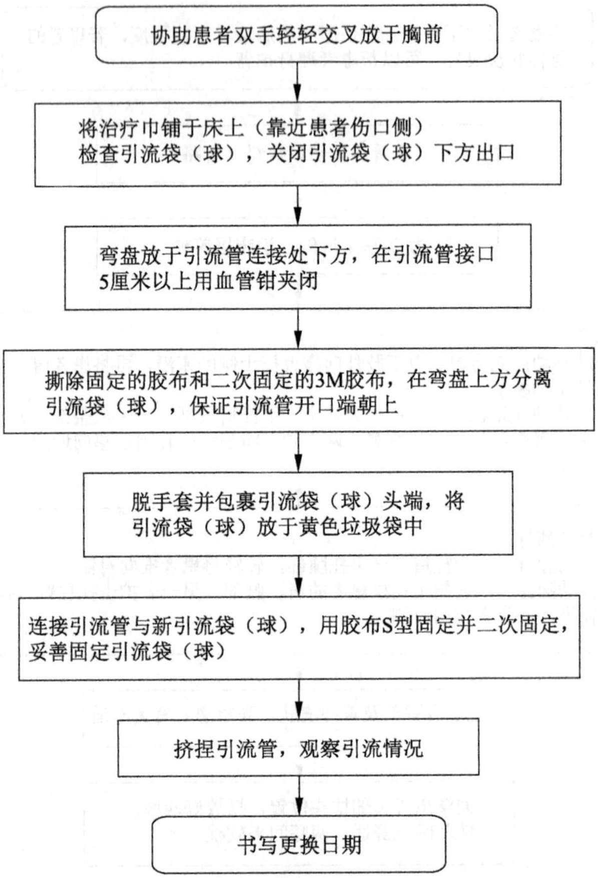
协助患者双手轻轻交叉放于胸前
将治疗巾铺于床上（靠近患者伤口侧）
检查引流袋（球），关闭引流袋（球）下方出口
弯盘放于引流管连接处下方，在引流管接口
5厘米以上用血管钳夹闭
撕除固定的胶布和二次固定的3M胶布，在弯盘上方分离
引流袋（球），保证引流管开口端朝上
脱手套并包裹引流袋（球）头端，将
引流袋（球）放于黄色垃圾袋中
连接引流管与新引流袋（球），用胶布S型固定并二次固定，
妥善固定引流袋（球）
挤捏引流管，观察引流情况
书写更换日期

图7-35　引流袋（球）更换护理技术操作流程

第八章

居家安宁疗护专科突发事件应急预案

第一节 服务患者伤口出血的护理应急预案

1. 患者伤口少量出血时，应更换伤口敷料、加压包扎。

2. 患者伤口出血量大时，应立即联系应急指导小组，由组长指导现场护理人员进行评估及处理，经过评估后，在出血量大无法控制，或居家环境无法完成服务时，应立即拨打120急救电话，并与医院急诊科联系，告知情况，嘱其做好救治准备。

3. 等待急救期间，密切观察患者病情，同时做好沟通，安抚患者及家属，避免矛盾激化。

4. 护理人员回院后，如实上报事件过程，与应急指导小组组长进行讨论，分析事件起因，提出整改措施，24小时内将讨论、处理结果上报居家安宁疗护小组组长，居家安宁疗护小组组长审阅后上报护理部。

5. 密切观察患者和（或）家属的情绪变化，做好沟通，动态追踪事件结果，将事件上报护理部。

第二节 服务患者胃管、尿管置管失败的护理应急预案

1. 服务患者置管失败时，立即联系应急指导小组，由组长指导现场护理人员进行评估及处理；经过评估后，仍然无法置管，并且居家环境无法完成服务时，应立即呼叫120，并与医院急诊科联系，告知患者病情，嘱其做好救治准备。

2. 等待急救期间，密切观察患者病情，同时做好沟通，安抚患者及家属，避免激化矛盾。

3. 护理人员回院后，如实上报事件经过，与应急指导小组组长进行讨论，分析原因，提出整改措施，24小时内将讨论、处理结果上报护理部。

4. 密切观察患者和（或）家属的情绪变化，做好沟通，动态追踪事件结果，将事件上报护理部。

第三节　服务患者低血糖的护理应急预案

1. 低血糖范畴：非糖尿病患者，血糖<2.8 mmol/L，属于低血糖范畴；接受药物治疗的糖尿病患者，血糖<3.9 mmol/L，属于低血糖范畴。

2. 低血糖症状主要包括交感神经过度兴奋症状和中枢神经系统症状。交感神经过度兴奋症状：恶心、乏力、出冷汗、面色苍白、焦虑、颤抖、心悸；中枢神经系统症状：意识模糊、头痛头昏、精神错乱、癫痫发作、意识障碍，甚至昏迷、休克或死亡。

3. 当糖尿病患者血糖<3.9 mmol/L、非糖尿病患者血糖<2.8 mmol/L 或出现低血糖症状时，立即处理。

4. 意识清楚者，可为其立即补充 15～20 g 碳水化合物，如 150～200 ml 纯果汁、4～6 颗软糖、1 匙白砂糖或 1 匙蜂蜜（15 g）、3 块方糖等。患者服用食物后等待 15 分钟，密切观察病情变化。15 分钟后再次监测病人血糖。若患者血糖仍低于 3.9 mmol/L，重复给其 15g 碳水化合物。如在患者出现低血糖症状 30～45 分钟后或对其采取了上述措施后其症状仍没有缓解，血糖依旧低于 3.9 mmol/L，应立即就医。如症状改善，距离下一次进餐还有 1 小时以上，指导患者进食作用时间较长的碳水化合物，如 2 块饼干、1 片全麦吐司、200～300 ml 纯牛奶等。详细记录患者的情况，令其尽快就医。

5. 意识障碍者，立即联系 120 急救中心，并与医院急诊科联系，告知患者病情，令其做好救治准备。联系应急指导小组，组长指导现场护理人员进行评估及处理。协助患者取头低足高位，头偏向一侧，松开衣领裤带，及时清除口腔内痰液，保持呼吸道通畅。患者意识不清时禁止喂食，防止呛咳、误吸。

6. 在等待急救期间，密切观察病情，同时做好沟通，安抚患者及其家属，避免产生矛盾。与急救人员详细交接患者病情和处理措施。

7. 回院后，护理人员如实上报事件经过，与应急指导小组组长进行讨论，分析原因，提出整改措施，24 小时内将讨论、处理结果上报居家安宁疗护小组组长，居家安宁疗护小组组长审阅后上报护理部。

8. 密切观察患者和（或）家属的情绪变化，做好沟通，动态追踪事件结果，将事件上报护理部。

第四节　腹膜透析居家护理突发呼吸困难的应急预案

1. 患者出现轻度呼吸困难时，应评估患者病情，指导患者到医院门诊就诊。

2. 患者出现严重呼吸困难时，应立即联系应急指导小组，组长指导现场护理人员进行评估及处理，经过评估后，胸闷气喘无法控制，并且居家环境无法完成服务时，应立即拨打 120 急救电话，并与医院急诊科联系，告知患者病情，嘱其做好救治准备。

3. 在等待急救期间，密切观察患者病情，同时做好沟通，安抚患者及其家属，避免产生矛盾。

4. 回院后，护理人员如实上报事件经过，与应急指导小组组长进行讨论，分析原因，提出整改措施，24 小时内将讨论、处理结果上报居家安宁疗护小组组长，居家安宁疗护小组组长审阅后上报护理部。

5. 密切观察患者和（或）家属的情绪变化，做好沟通，动态追踪事件结果，将事件上报护理部。

第五节　服务患者手术切口感染的护理应急预案

1. 护理人员进行换药时如发现患者手术切口感染，应立即对切口及切口边缘渗出物予以保护，联系医生线上查看，确认切口感染程度。

2. 指导患者勿用手挠抓已感染的切口，切口勿接触水，勿洗澡，避免进一步感染。

3. 患者切口感染症状较轻，无异常生命体征，先协助患者家属联系医院互联网门诊进行线上诊治，对患者采取可操作的治疗措施并进行药物使用指导。若切口感染严重，局部红肿热痛明显，有再次手术的可能，需协助患者家属联系急诊科，告知病情，将患者安全转运至医院就诊，安抚患者及家属。

4. 护理人员回院后，如实上报事件经过，与应急指导小组组长进行讨论，分析原因，提出整改措施，24 小时内将讨论、处理结果上报居家安宁疗护小组组长，居家安宁疗护小组组长审阅后上报护理部。

5. 动态追踪事件结果，将事件上报护理部。

第六节　服务患者引流管滑脱的护理应急预案

1. 发现管道滑脱，检查管道的完整性。

2. 根据管道滑脱情况的种类，采取相应的急救措施。

（1）患者引流管口少量出血时，应更换切口敷料、加压包扎。

（2）腹腔引流管脱落时，应用无菌纱布覆盖脱落处，并通知应急指导小组，由小组组长指导现场护理人员进行评估，经过评估后，若患者出血量大无法控制，并且居家环境无法完成服务时，应立即拨打120急救电话，并与医院急诊科联系，告知患者病情，嘱其做好救治准备。

（3）T型管脱落时，应用无菌纱布覆盖，并通知应急指导小组，由小组组长指导现场护理人员进行评估，经过评估后，患者腹痛剧烈，引流管口有大量黄色液体流出，立即拨打120急救电话，并与医院急诊科联系，告知患者病情，做好救治准备。

（4）胃管脱落时，应检查口鼻腔黏膜情况，根据病情决定是否重新插入。

（5）尿管脱落时，应检查尿道口黏膜情况，根据病情决定是否重新插入。

3. 在等待急救期间，密切观察患者病情，同时做好沟通，安抚患者及其家属，避免产生矛盾。

4. 回院后，护理人员如实上报事件经过，现场护士与应急指导小组组长进行讨论，分析原因，提出整改措施，24小时内将讨论、处理结果上报居家安宁疗护小组组长，居家安宁疗护小组组长审阅后上报护理部。

5. 密切观察患者和（或）家属的情绪变化，做好沟通，动态追踪事件结果，将事件上报护理部。

第七节　服务患者误吸的护理应急预案

1. 鼻饲过程中发现患者误吸，应立即联系应急指导小组，组长指导现场护理人员进行评估及处理。

（1）立即对患者采取俯卧位，叩拍背部，鼓励患者用力咳嗽，尽可能帮助患者排出吸入物。

（2）准备注射器，用注射器吸出患者口鼻及呼吸道吸入物。

（3）根据患者病情使用膈下腹部冲击法排出异物。

（4）患者出现神志不清、呼吸、心跳停止时，立即对其进行心肺复苏。同时拨打120急救电话，并与医院急诊科联系，告知患者病情，嘱其做好救治准备。

2. 在等待急救期间，密切观察病情，同时做好沟通，安抚患者及家属，避免产生矛盾。

3. 回院后，护理人员如实上报事件经过，现场护士与应急指导小组组长进行讨论，分析原因，提出整改措施，24小时内将讨论、处理结果上报居家安宁疗护小组组长，居家安宁疗护小组组长审阅后上报护理部。

4. 密切观察患者和（或）家属的情绪变化，做好沟通，动态追踪事件结果，将事件上报护理部。

第八节　服务患者胃肠造瘘管堵管的护理应急预案

1. 冲洗胃肠造瘘管出现冲管不畅时，应立即检查并排除外部机械原因引起的导管堵塞。

2. 经温开水或可乐反复冲洗管道后仍不通畅，应暂停操作。

3. 做好解释与沟通，安抚患者及家属情绪。

4. 指导患者去医院外科门诊就诊。

5. 回院后，护理人员动态追踪事件结果，并上报护理部。

第九节　服务患者胃肠造瘘管滑脱的护理应急预案

1. 护理过程中胃肠造瘘管不慎滑脱时，应立即用无菌纱布按压伤口，检查管道的完整性。

2. 立即联系应急指导小组，组长指导现场护理人员进行评估及处理，经过评估后，若患者伤口局部渗液多，并且居家环境无法完成服务时，应立即拨打 120 急救电话，并与医院急诊科联系，告知患者病情，嘱其做好救治准备。

3. 在等待急救期间，密切观察患者病情，同时做好沟通，安抚患者及家属，避免产生矛盾。

4. 回院后，护理人员如实上报事件经过，与应急指导小组组长进行讨论，分析原因，提出整改措施，24 小时内将讨论、处理结果上报居家安宁疗护小组组长，居家安宁疗护小组组长审阅后上报护理部。

5. 密切观察患者和（或）家属的情绪变化，做好沟通，动态追踪事件结果，并上报护理部。

第十节　服务患者 PICC 体外导管破裂的护理应急预案

1. PICC 冲封管时，见外露导管部分有液体漏出，应仔细检查破裂部位，停止冲管，夹闭或密封损坏区域之间的导管部分，以免造成空气栓塞或液体渗漏。

2. 做好解释与沟通工作，安抚患者及家属情绪。

3. 做保守 PICC 护理，指导患者去医院 PICC 门诊进行修复处理。

4. 回院后，护理人员动态追踪事件结果，并上报护理部。

第十一节　服务患者 PICC/PORT 堵管的护理应急预案

1. PICC/PORT 冲封管时，无法抽出回血或回血不畅，切忌暴力冲管。

2. 立即检查排除外部机械原因引起的导管堵塞，通过指导患者咳嗽等方法处理后若仍无法抽出回血的，应进行保守 PICC 护理。

3. 做好解释与沟通，安抚患者及家属情绪。

4. 指导患者去医院 PICC 门诊进行导管溶栓处理。

5. 回院后，护理人员动态追踪事件结果，并上报护理部。

第十二节　服务患者 PICC 导管移位和滑脱的护理应急预案

1. 维护过程中，导管不慎滑出的，不能将其回纳，以避免感染。

2. 测量导管外露长度，立即抽回血。

3. 做好解释与沟通工作，安抚患者及家属情绪。

4. 若导管少许滑出且能抽出回血，予冲封管、换药、妥善固定。

5. 若导管部分脱出，应立即对穿刺点消毒，并妥善固定，指导患者回医院拍摄全胸片，评估导管尖端位置。

6. 回院后，护理人员动态追踪事件结果，并上报护理部。

第九章

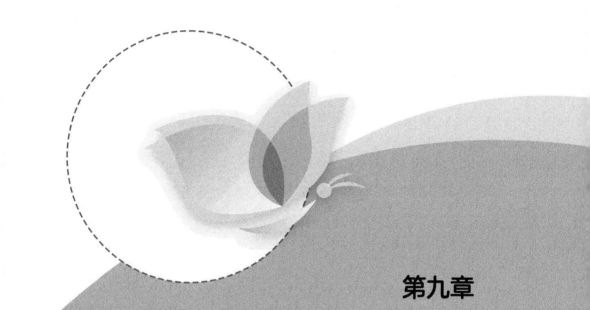

居家安宁疗护镇痛管理

第一节　镇痛治疗

根据世界卫生组织（WHO）提出的癌症三阶梯止痛原则，以及美国国家综合癌症网络（National Comprehensive Cancer Network，NCCN）指南，制定针对性强且合理的镇痛治疗方案。然而，在我国，受医疗与文化传统等观念的影响，目前基层医院和部分患者对麻醉药物了解不足，在使用麻醉药物方面存有顾虑。根据国家癌症中心发布的数据显示，2022 年中国新发癌症病例 482.47 万例，初诊患者疼痛发生率约为 25%，晚期癌症的疼痛发生率可达 60%~80%，其中三分之一达到重度疼痛，而要求镇痛的患者仅有 24%；基层医务人员使用麻醉药物对患者进行疼痛处理的比例仅为 26%。因此，晚期患者疼痛管理能力培训，“绿色镇痛”观念培养亟待加强，即疼痛是可以被管理的，需要用更加科学、合理的镇痛方法，以实现效果好、副作用小、无成瘾性的镇痛效果。

医生依据患者的身体状况制定镇痛治疗方案，专科护士协助患者规范化使用镇痛药物，指导患者实施个性化的疼痛治疗措施，并监测患者的止痛效果及药物不良反应，给予症状控制指导，及时向医生反馈止痛效果。

1. 三阶梯用药的原则和策略

根据患者的病情判断，可进行预防性止痛，遵循规律、按时给药的原则，并非疼痛时才给药；根据疼痛程度，镇痛药从弱到强选用，剂量从小到大调整，间隔时间从长到短设定。

（1）第一阶梯：轻度疼痛（1 分≤NRS≤3 分）：可选用非甾体消炎药物（NSAID）和对乙酰氨基酚；

（2）第二阶梯：中度疼痛（4 分≤NRS≤6 分）：可选用弱阿片类药物或低剂量的强阿片类药物，可联合应用非甾体类抗炎药物或对乙酰氨基酚，以及辅助镇痛药物（抗惊厥类药物、抗抑郁类药物、糖皮质激素、局部麻醉药和双膦酸盐类药等）；

（3）第三阶梯：重度疼痛（7 分≤NRS≤10 分）：首选强阿片类药，并可合用非甾体消炎药物或对乙酰氨基酚，以及辅助镇痛药物（抗惊厥类药物、抗抑郁类药物、糖皮质激素、局部麻醉药和双膦酸盐类药等）。

2. 药物应用滴定原则

（1）滴定目的：阿片类镇痛药的有效性和安全性存在较大的个体化差异，需要逐渐调整剂量，为每位疼痛患者制定出个体化用药方案，以达到最佳效果（既能充分镇痛，又无不可耐受的不良反应）。

（2）滴定的过程是一个持续、动态的过程。

（3）滴定成功的标准：24 小时内控制疼痛；患者的“爆发痛”次数每 24 小时少于 3 次。

（4）首次接受疼痛治疗的患者：按阶梯给药。

（5）非首次接受疼痛治疗的患者：结合以往病史和治疗过程，可直接选用三阶梯药物。

（6）使用镇痛（阿片）药物的原则：口服给药、按时用药、按阶梯用药、个体化用药和注意具体细节。

（7）医师应熟练掌握阿片类药物滴定时的剂量转换方法。

（8）预防阿片药物的不良反应，如呼吸抑制、嗜睡、便秘、恶心呕吐、尿潴留、瘙痒、认知障碍等。

第二节　常用镇痛药物的种类、使用方法和注意事项

常用镇痛药物的种类、使用方法和注意事项，见表 9-1。

表 9-1　常用镇痛药物的种类、使用方法和注意事项

种类	药名	剂量	使用方法	注意事项	管理
非甾体消炎药	吲哚美辛栓	0. 1g	直肠给药	每日剂量不宜超过 2 枚，避免与其他非甾体抗炎药合并用药，既往有胃肠道病史或心血管疾病史的患者应慎用	按备用药品管理规定
	对乙酰氨基酚	150mg	口服	止痛不超过 5 天，对阿司匹林过敏者慎用，不能服用其他含有解热镇痛药的药品，肝肾功能不全者慎用	按备用药品管理规定

续表

种类	药名	剂量	使用方法	注意事项	管理
弱阿片类药物	盐酸曲马多片	150mg	口服	关注瞳孔、呼吸，有无恶心、呕吐、呼吸抑制等症状，肝肾功能异常及心脏疾病患者慎用	按精神药品管理规定
	盐酸曲马多针	100g	注射	关注有无恶心、呕吐、眩晕等症状，严重脑损伤、视力模糊、呼吸抑制患者禁用	按精神药品管理规定
强阿片类药物	盐酸吗啡片	5mg	口服	关注有无恶心、呕吐、呼吸抑制、嗜睡、眩晕、便秘、排尿困难、胆绞痛等症状，偶见瘙痒、荨麻疹、皮肤水肿等过敏反应	按麻醉药品管理规定
	盐酸吗啡针	10mg	注射	关注有无恶心、呕吐、呼吸抑制、嗜睡、眩晕、便秘、排尿困难、胆绞痛等症状，偶见瘙痒、荨麻疹、皮肤水肿等过敏反应	按麻醉药品管理规定
	吗啡缓释片	10mg	口服	关注有无恶心、呕吐、呼吸抑制、嗜睡、眩晕、便秘、排尿困难、胆绞痛等症状，偶见瘙痒、荨麻疹、皮肤水肿等过敏反应，不可咀嚼、碾碎服用	按麻醉药品管理规定
	吗啡缓释片	30mg	口服	关注有无恶心、呕吐、呼吸抑制、嗜睡、眩晕、便秘、排尿困难、胆绞痛等症状，偶见瘙痒、荨麻疹、皮肤水肿等过敏反应，不可咀嚼、碾碎服用	按麻醉药品管理规定
	羟考酮缓释片	10mg	口服	关注有无呼吸困难、支气管痉挛、腹痛、腹泻、口干、消化不良、多汗、皮疹、寒战等症状，低血压患者慎用，不可咀嚼、碾碎服用	按麻醉药品管理规定
	羟考酮缓释片	40mg	口服	关注有无呼吸困难、支气管痉挛、腹痛、腹泻、口干、消化不良、多汗、皮疹、寒战等症状，低血压患者慎用，不可咀嚼、碾碎服用	按麻醉药品管理规定
	芬太尼透皮贴	4.2mg/贴	外贴	在皮肤完整无破损处使用，不可在毛发处使用；使用时用手掌用力按压 30 秒，确保贴剂与皮肤完全接触；关注呼吸，避免呼吸抑制；避免使用外部热源，关注有无便秘	按麻醉药品管理规定

第三节　自控镇痛泵使用护理规范

一、相关概念

1. 患者自控镇痛（PCA）

患者自控镇痛是一种借助自控镇痛装置给药的技术。护理人员依据患者的疼痛程度和身体情况，预先设定好镇痛药物的剂量，之后交由患者“自我管理”。当感到疼痛时，患者可通过自控按钮，将一次镇痛药物注入体内，以此达到镇痛目的。

2. PCA 泵给药参数

（1）负荷剂量（首次剂量）：即 PCA 开始使用时的首次给药剂量，用于迅速达到血浆最低有效镇痛浓度。

（2）持续输注剂量（背景剂量）：在使用 PCA 泵过程中，单位时间内持续匀速输注的剂量，旨在维持最低有效血药浓度。

（3）单次给药剂量（又称冲击或自控剂量）：指患者感觉疼痛或出现爆发痛时，通过自控按钮单次给予的药物剂量。

（4）锁定时间：两次自控给药之间最短的时间间隔，目的是防止用药过量。锁定时间依据镇痛药物的类型设定，通常为 5~15 分钟。

（5）最大剂量：单位时间内的最大给药剂量。

二、自控镇痛给药途径

自控镇痛给药途径包括静脉给药（PCIA）、硬膜外腔给药（PCEA）、皮下给药（PCSA）、区域神经阻滞（PCNA）四种。PCIA 和 PCEA 是较为常用的 PCA 给药途径。

三、日常护理

1. PCA 泵的护理

（1）由麻醉师完成 PCA 泵的置管、药物配置、参数设置，以及首次剂量的给予。

（2）患者返回病房后，责任护士与麻醉师交接 PCA 泵的给药途径、配方、总量、负荷剂量、自控量、输注速率及锁定时间等参数设置情况，同时检查 PCA 泵的固定及运行情况，并打印治疗单，双人核对后粘贴至 PCA 泵，并做好护理记录。

（3）在使用 PCA 泵期间，每班护士都要检查 PCA 泵的固定、参数设置及运行情况，做好班班交接，保证仪器正常运行。

2. 患者护理

（1）观察患者神志、呼吸、体温、脉搏、血压和血氧饱和度的变化，并做好记录。

（2）观察患者穿刺部位有无红、肿、疼痛、静脉炎或渗出等表现，一旦出现异常，需及时更换输注部位。

（3）观察患者镇痛区域内的感觉和运动情况，留意有无肢体麻木或肌力进行性下降等潜在并发症的表现。

（4）在使用 PCA 泵期间，护理人员每班需进行 1 次疼痛评估，观察患者的镇痛效果。若出现镇痛效果不理想或镇痛装置故障的情况，应及时联系麻醉医生进行处理。

3. 管路护理

妥善固定管道，保持管道在位通畅，同时严格遵循无菌技术操作原则，防止逆行感染。

4. 皮肤护理

（1）观察患者有无皮肤瘙痒、皮疹等皮肤反应。

（2）观察 PCEA 患者置管局部有无渗血、渗液及皮下血肿，敷料是否干燥。若发现异常，要及时汇报医生，根据医嘱处理。

四、健康指导

1. 教会患者使用 PCA 泵时的注意事项，如严禁自行调整 PCA 泵的参数、不允许非医护人员随意按压给药按钮等。

2. 指导患者疼痛时单次按压给药，若按压一次疼痛缓解不明显，可根据锁定时间指导患者再次按压。

3. 指导患者在咳嗽、翻身或活动前 5～10 分钟按压给药，达到预防性镇痛的效果。

4. 指导患者翻身、活动时勿牵拉管路，避免导管和敷料脱落。

5. 告知患者可能会出现恶心、呕吐、腹胀、便秘、尿潴留等不良反应，一旦出现上述不良反应，应及时告知医护人员处理。

五、并发症预防及处理

1. 恶心、呕吐

（1）观察患者有无恶心、呕吐、食欲下降等临床表现。

（2）预防：

① 若患者感觉不痛，可暂时关闭镇痛泵。

② 根据医嘱预防性用药。

（3）处理：

① 当患者出现恶心、呕吐等不适症状时，将其头偏向一侧，鼓励患者尽可能将呕吐物吐出，防止误吸。

② 及时汇报医生，必要时根据医嘱让患者服用止吐药物。

③ 保持口腔清洁，观察呕吐物的量、色、性质。

④ 指导患者进食清淡，尽量吃易消化的食物，避免油腻食物，可进食偏酸性水果、硬糖、蜜饯等食物缓解恶心、呕吐症状。

2. 腹胀、便秘

（1）观察患者排气、排便情况。

（2）预防：

① 在病情允许的情况下，指导患者进行床上活动，并尽早下床活动。

② 为患者进行腹部按摩，或指导患者进行提肛运动。

③ 指导患者多饮水，多吃粗粮、水果、蔬菜，养成规律排便的习惯。

（3）处理：

① 若患者发生严重腹胀，可遵医嘱进行胃肠减压，

② 对于严重便秘者，遵医嘱给予药物治疗或灌肠通便。

3. 尿潴留

（1）观察患者排尿情况，判断有无尿潴留发生。

（2）预防：对于留置尿管者，术后尽早拔除导尿管，首次排尿宜在 6 小时内，鼓励患者尽早下床活动。

（3）处理：

① 若患者发生尿潴留，且疼痛控制良好，可遵医嘱暂停使用 PCA 泵。

② 指导患者热敷膀胱膨隆处、用温水冲洗会阴部、听流水声或使用开塞露纳肛等方法促进排尿。

③ 必要时遵医嘱保留导尿。

4. 低血压

（1）观察患者血压、心率、面色等的变化。

（2）预防：听取患者主诉，指导患者感觉头晕、眼花时及时告知医护人员。

（3）处理：若患者发生低血压（较基础血压下降 20%时），暂停使用 PCA，并及时汇报医生和麻醉医生，遵医嘱处理。

5. 镇静过度（嗜睡）、呼吸抑制

（1）观察患者神志、呼吸频率和幅度及血氧饱和度变化，留意是否出现嗜睡、表情淡漠，呼吸频率降低（R<10 次/分钟），血氧饱和度<90%或动脉二氧化碳分压>50mmhg 等呼吸抑制症状。

（2）预防：规范用药，指导患者不要随意按压给药按钮，避免过量药物输入。

（3）处理：

① 若患者发生镇静过度（嗜睡）、呼吸抑制应立即停止使用 PCA 泵。

② 给予吸氧、开放气道，保持呼吸道通畅。对于舌根后坠的患者，可放置口/鼻咽通气道，同时汇报医生。

③ 必要时配合医生建立人工气道或机械通气，根据医嘱使用阿片受体的拮抗剂。

6. 肢体麻木、肌力下降

（1）观察患者肢体活动情况，有无感觉异常、肌力下降等表现。

（2）预防：规范用药，指导患者不要随意按压给药按钮，避免过量药物输入。

（3）处理：若患者发生肢体麻木、肌力下降，在疼痛控制良好的情况下停止使用 PCA 泵，并及时汇报医生进行处理。

六、自控镇痛泵输注完毕后，暂时不要撤去，观察 2 小时，评估患者疼痛

1. 若患者仍有中/重度疼痛，联系麻醉科，考虑继续使用。

2. 若患者无疼痛或仅有轻度疼痛，根据医嘱撤泵（PCEA 泵需联系麻醉科医生撤除）。

第十章

居家安宁疗护巡视护理服务项目收费标准

2019 年，国家卫生健康委员会发布的《关于建立完善老年健康服务体系的指导意见》指出："非营利性医疗机构提供的安宁疗护服务，属于治疗、护理、检查检验等医疗服务的，按现有项目收费；属于关怀慰藉、生活照料等非医疗服务的，不作为医疗服务价格项目管理，收费标准由医疗机构自主确定"，"营利性医疗机构可自行确定安宁疗护服务内容和收费标准"。居家安宁疗护照护服务按照普通护理收费，既不能体现专业服务的难度，也无法调动出诊人员的积极性和主动性。本书根据无锡市医疗保障局 2024 年 2 月公布的《无锡市医疗服务价格项目手册》，构建了居家安宁疗护照护服务合理的建议收费项目和标准，参照出差补贴和加班工资调整出诊收费。本书认为要扩大居家安宁疗护服务项目范围，最重要的是保障其中的特色护理服务有盈利点。这样才能保证护理人员劳有所得，优劳优酬，使服务水平和收入水平相互促进，形成良性循环。

第一节 居家安宁疗护服务收费相关规定

1. 专科医疗护理项目按医保价格收费。
2. 非医疗护理照护项目按自主定价收费。
3. 巡视护理签约服务执行预付制，可退费。
4. 各种增加的护理服务和耗材用品需先付费。
5. 护理用品和耗材售出后不可退回（有质量问题的除外）。
6. 常规巡视人员组成根据签约约定，特殊需求需要预约并支付另外的出诊费。
7. 患者病故后留下的麻醉药品按规定回收。

第二节 居家安宁疗护服务收费项目和收费价格

一、居家安宁疗护巡视护理照护收费

居家安宁疗护巡视护理照护费见表 10-1。

表 10-1　居家安宁疗护巡视护理照护费收费项目和收费价格表

序号	项目名称	照护目的和内容	收费价格（元/次）
1	常规巡视	常规体检	100
		疾病评估	50
		常规护理	50
2	急诊巡视	工作时间＝常规巡视费用×1.5	150
		非工作时间＝常规巡视费用×2.0	200
		夜间（20：00~7：00）	300
		节假日时间＝常规巡视费用×3.0	300
3	交通费	<2 km	20
		≥2—5 km	100
		≥5—10 km	150
4	临终处理	工作时间＝常规巡视费用×2	200
		非工作时间＝常规巡视费用×3	300
		夜间（20：00~7：00）	300
		节假日时间＝常规巡视费用×4	400

二、医疗护理项目及收费价格

医疗护理项目及收费价格见表 10-2。

表 10-2　医疗护理项目及收费价格表

序号	项目名称	护理目的和内容	收费价格（元/次）
1	PICC/PORT 维护	维护输液通路	43
2	伤口换药（小/中/大/特大）	护理伤口	6.5/13/26/39
3	PI 护理	预防/治疗 PI	7
4	胸腔/腹腔引流护理	维持有效引流	3.9
5	鼻饲管置管	鼻饲	13
6	鼻饲流质	注食、注药	2.6
7	保留导尿	协助排尿	5.2
8	肌肉注射	用药	4

续表

序号	项目名称	护理目的和内容	收费价格（元/次）
9	皮下注射	用药	4
10	静脉注射	用药	5
11	静脉输液	用药	8
12	血糖监测	了解病情	6. 18
13	口腔护理	预防感染	15
14	会阴护理	预防感染	18

三、非医疗护理照护项目

非医疗护理照护项目及收费价格见表 10-3。

表 10-3　非医疗护理照护项目及收费价格表

序号	项目名称	照护目的和内容	收费价格（元/次）
1	翻身拍背	协助排痰	30
2	清洁身体	维护自我形象	100
3	洗头	维护自我形象	50（男）、80（女）
4	协助进食	维持生命	50
5	人工排出大小便	保持通畅	60
6	终末期评估	后事准备清单	50
7	约束护理	安全防范	50~100（包括约束带 2/4 条）
8	造口护理	防止感染	50
9	踝泵运动	预防血栓	50
10	居家氧疗	维持生命	（根据氧气袋/瓶容量收费）
11	局部按摩	促进舒适	50
12	全身按摩	促进舒适	150
13	物理治疗	促进舒适	50~200（根据物理康复设备收费）
14	心理疏导	情绪稳定	80
15	营养处方	维持营养	100
16	穴位注射	缓解不适	100
17	耳穴治疗	缓解不适	80

四、安宁疗护医疗护理照护常用耗材

安宁疗护医疗护理照护常用耗材及收费价格见表10-4。

表10-4　安宁疗护医疗护理照护常用耗材及收费价格表

序号	耗材名称	批准文号	应用	收费价格（元/次）	
				医保	自费
1	中心静脉换药包	苏价费〔2015〕214号	换药	21	9
2	鼻饲管（鼻饲）	苏价费〔2015〕214号	鼻饲	100	35
3	胃管（胃肠减压）	苏价费〔2015〕214号	胃肠减压	6.8	0
4	导尿包	苏价费〔2015〕214号	协助排尿	21	0
5	贴膜（安舒妥）	苏价费〔2015〕214号	固定导管	12	0
6	泡沫敷料7.5*7.5cm	苏价费〔2015〕214号	护理PI	0	46
7	泡沫敷料12.5*12.5cm	苏价费〔2015〕214号	护理PI	0	92
8	注射器5ml	苏价费〔2015〕214号	注射用	0.3	0
9	注食器	苏价费〔2015〕214号	鼻饲用	6.7	0
10	引流袋（普通）	苏价费〔2015〕214号	引流液体	2.1	0
11	引流袋（抗返）	苏价费〔2015〕214号	引流液体	4.7	0
12	床用气垫	/	预防PI	自选	
13	翻身枕	/	协助卧位	自选	
14	家用氧气瓶（袋）	/	缓解缺氧	自选	
15	助眠药枕	/	促进睡眠	自选	

第十一章

居家安宁疗护的人文关怀与伦理

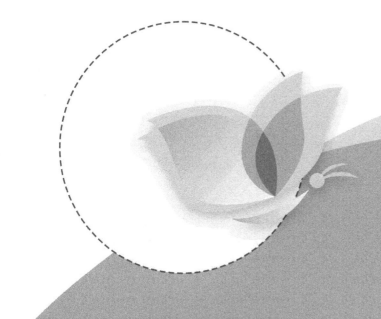

第一节　居家安宁疗护特色服务的宣教和推动

在我国现行的教育培养体系中，生命教育和死亡教育较为缺少，然而这两类教育对于安宁疗护的普及推广具有重要意义和必要性。当前，大部分居民缺乏安宁疗护知识。因此，居家安宁疗护护理团队承担着宣教的重任，让更多的人了解安宁疗护服务及相关医疗选择，了解安宁疗护知识。针对社区中老年人开展安宁疗护宣传和普及教育，社区医院可运用传统媒体和新媒体相结合的线上线下渠道开展，例如电视、广播、报纸、互联网、微信、微博、客户端等媒体平台。居家安宁疗护的巡视专科护士在进行生命和死亡教育宣教中，需深入了解患者和家属对于生命和死亡的看法，宣传正确的生命和死亡观念，帮助患者掌握安宁疗护知识。期望饱受痛苦的终末期患者及其家属能获得所需要的安宁疗护信息和服务，缓解终末期患者的不适症状，为其提供舒适护理和心灵照护。促使患者和其家属学会表达爱意、歉意、谢意，让患者有尊严且安详地度过生命的最后时光，进而提升临终患者的生存质量与服务满意度。

第二节　志愿者招募

1. 招募目的：旨在提高患者和家属的生活质量，帮助终末期患者及其家属实现善别。

2. 招募原则：秉持自愿、尊重、保密、不伤害的原则，欢迎有爱心、有责任感、有素质、有服务意愿的个人或团体加入志愿者队伍。

3. 志愿者基本条件：

（1）年满 18 周岁，有能力对自己的行为负责任的个人。

（2）具有志愿精神，有强烈的服务意愿。

（3）能认同志愿者的使命及目标，不追求物质报酬或其他任何私利。

（4）具有良好的沟通能力。

（5）富有责任感。

（6）愿意与他人合作。

（7）有参与志愿服务的时间。

（8）具备提供服务工作的身体素质。

（9）有参与志愿服务的知识水平与能力。

（10）真心关爱处于临终期需要安宁疗护的患者。

4. 志愿者基本条件的培训：对于首次参加志愿服务的志愿者及团队，由社会工作部或管理中心进行相关项目培训，并采取书面、观察、访谈等测评方式进行考核。

5. 志愿者服务模式：采取社会工作者带领志愿者的活动方式，围绕患者及家属开展形式多样的志愿者活动，例如生活护理、死亡教育、心理精神慰藉、文体活动、手工制作、绘画等。

6. 居家安宁疗护志愿者管理：管理中心负责志愿者的接待、沟通和工作安排，统一进行注册与签到。志愿者每次工作前需到中心报到，领取志愿服务标识及服装。根据签到表名单，在活动结束后录入志愿服务时长。

第三节　尊重患者的宗教信仰

宗教信仰属于社会意识形态和文化现象的范畴，是信仰的一种具体形式。它作为一种精神风俗，以超自然力量为信仰对象，人们借助宗教仪式和活动来表达对这种超自然力量的崇拜和敬畏之情。宗教信仰具有相对独立性，远离经济基础，其对社会生活的影响往往与政治、法律、道德等因素相互交织。

人们信仰的宗教主要涵盖基督教、伊斯兰教、佛教、天主教等。

患者享有宗教信仰自由的权利，医护人员在提供诊疗、护理服务的过程中，应尊重患者的宗教信仰。在实施居家安宁疗护中，要尊重患者的民族风俗习惯和宗教信仰，注意其在生活和饮食方面的禁忌，不嘲笑、歧视患者的信仰。

尊重患者的宗教信仰是社会文明进步的体现，医护人员应保持开放、进步、理性和包容的心态，正确对待他人的宗教信仰，为构建和谐发展的社会贡献力量。

第四节　社会支持评定问卷

指导语：下面的问题反映了您在社会中所获得的支持，请按各个问题的具体要求，根据您的实际情形在答题纸上圈出相应的答案。

1. 您有多少关系密切、可以得到支持和帮助的朋友？（只选一项）

A. 一个也没有　　B. 1~2 个

C. 3~5 个　　D. 6 个或 6 个以上

2. 近一年来您（只选一项）：

A. 独居

B. 住处经常变动，多数时间和陌生人住在一起

C. 和同学或朋友住在一起

D. 和家人住在一起

3. 您与邻居（只选一项）：

A. 相互之间从不关心，只是点头之交　　B. 遇到困难可能稍微关心

C. 有些邻居很关心您　　D. 大多数邻居都很关心您

4. 您与同学（只选一项）：

A. 相互之间从不关心，只是点头之交　　B. 遇到困难可能稍微关心

C. 有些同学很关心您　　D. 大多数同学都很关心您

5. 从家庭成员得到的支持和照顾（在合适的框内画“✓”）：

	无	极少	一般	全力支持
A 恋人				
B 父母				
C 兄弟姐妹				
D 其他成员				

6. 在您遇到急难情况时，曾经得到的经济支持和解决实际问题帮助的来源有：

A. 无任何来源　　B. 下列来源（可选多项）：

a. 恋人 b. 其他家人 c. 亲戚 d. 同学 e. 学校 f. 党团工会等官方或半官

方组织 g. 宗教、社会团体等非官方组织 h. 朋友 i. 其他（请列出）：____________

7. 在您遇到急难情况时，曾经得到的关心和安慰的来源有：

A. 无任何来源　　　　　　　　　　B. 下列来源（可选多项）：

a. 恋人 b. 其他家人 c. 亲戚 d. 同学 e. 学校 f. 党团工会等官方或半官方组织 g. 宗教、社会团体等非官方组织 h. 朋友 i. 其他（请列出）：____________

8. 您遇到烦恼时的倾诉方式（只选一项）：

A. 从不向任何人倾诉

B. 只向关系极为密切的 1~2 个人诉说

C. 如果朋友主动询问您会说出

D. 主动诉说自己的烦恼，以获得支持和理解

9. 您遇到烦恼时的求助方式（只选一项）：

A. 只靠自己，不接受别人帮助

B. 很少请求别人帮助

C. 有时请求别人帮助

D. 有困难时经常向家人、亲友、组织求援

10. 您会参加团体（如党团组织、宗教组织，班委会、学生会等）组织的活动吗？（只选一项）

A. 从不参加 B. 偶尔参加 C. 经常参加 D. 主动参加并积极活动

计分方法：

第 1~4 题和 8~10 题，每题只选一项。选择 A、B、C、D 项分别记 1、2、3、4 分。第 5 题分 A、B 、C、D 四个题项记总分，每项从“无”到“全力支持”分别记 1~4 分，即“无”记 1 分，“极少”记 2 分，“一般”记 3 分，“全力支持”记 4 分。第 6、7 题如回答“无任何来源”则记 0 分，回答“下列来源”者，有几个来源就记几分。

量表分析方法：

总分：即 10 个条目评分之和。

客观支持分：2、6、7 条评分之和。

主观支持分：1、3、4、5 条评分之和。

对支持的利用度：8、9、10 条评分之和。

正常情况总分≥20 分，分数越高，社会支持越高。

第十二章

居家安宁疗护常用量表

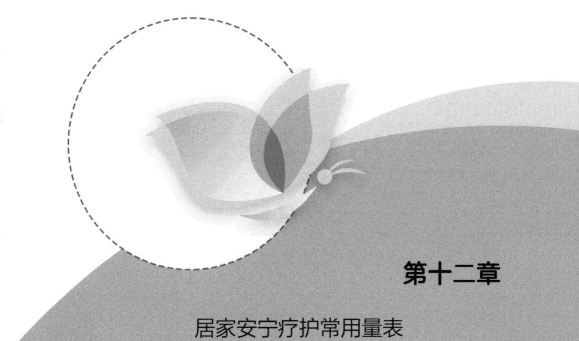

一、Barthel 指数（BI）评定量表

序号	项目	完全独立	需部分帮助	需极大帮助	完全依赖
1	进食 [用合适的餐具将食物由容器送到口中，包括用筷子（勺子或叉子）取食物、对碗（碟）的把持、咀嚼、吞咽等过程]	10	5	0	—
2	洗澡 [包括进（出）浴室、穿（脱）衣裤、洗浴全身等]	5	0	—	—
3	修饰 [包括洗脸、刷牙、梳头、刮脸等]	5	0	—	—
4	穿（脱）衣 [包括穿（脱）衣服、系扣子、拉拉链、穿（脱）鞋袜、系鞋带等]	10	5	0	—
5	控制大便 （指可自主排便）	10	5	0	—
6	控制小便 （指可受意识控制自主排尿）	10	5	0	—
7	如厕 （包括去厕所、解开衣裤、擦净身体、整理衣裤、冲水等过程）	10	5	0	—
8	床椅转移 （包括从下床到坐在床旁椅，以及从坐在床旁椅转移到上床的所有动作）	15	10	5	0
9	平地行走 （指以双脚站立位，在平地行走 45 米）	15	10	5	0
10	上下楼梯 （指以双脚站立位，连续上、下 10~15 个台阶）	10	5	0	—
Barthel 指数总分：________分 注：根据患者的实际情况，在每个项目对应的得分上画“√”					

二、单维度疼痛强度评估量表

工具名称	评估工具描述	评估方法	适用对象/场景
数字评定量表（NRS）	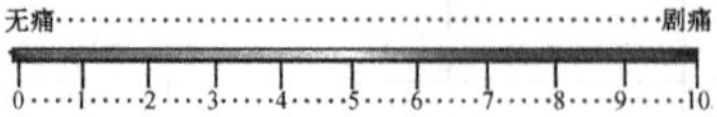无痛 剧痛 0 1 2 3 4 5 6 7 8 9 10	用数字 0～10 表示不同程度的疼痛：0 为无痛，1～3 为轻度疼痛，4~6 为中度疼痛，7～9 为重度疼痛，10 为剧烈疼痛；由患者选择最能表示其疼痛强度的数字	有一定文化程度，能正常交流的患者
修订版面部表情疼痛评估法（FPS-R）	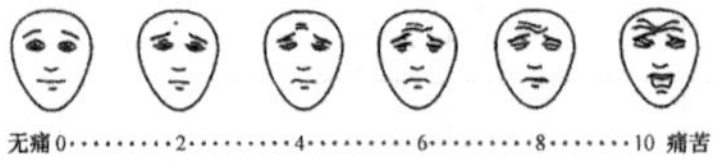无痛 0 2 4 6 8 10 痛苦	由六张从微笑、悲伤至痛苦的不同面部表情的图片组成，由患者选择一张最能表示其疼痛程度的图片	老年、有轻度认知功能障碍、文化程度较低的患者
口头评分法（VRS）	0：无痛 1：轻度疼痛 2：中度疼痛 3：中重度疼痛 4：重度疼痛 5：疼痛到极点	患者从中选择最能描述其疼痛强度的词语	有视觉障碍、轻度认知功能障碍、对数值尺度无法理解、文化程度较低的患者
视觉模拟量表（VAS）	无痛--------------------剧烈疼痛	选取 10 cm 长的直线，让患者在直线上标记出自己的疼痛程度，以自无痛端至患者划线的交叉点间的距离（cm）为患者目前的疼痛强度评分	一般适用于 8 岁以上，能够正确表达自己感受和身体状况的患者

三、简明疼痛评估量表（BPI）

患者姓名：________　病案号：________　诊断结果：________

评估时间：________　评估医师：________

1. 大多数人一生中都有过疼痛经历（如轻微头痛、扭伤后痛、牙痛）。除这些常见的疼痛外，现在您是否还感到有别的类型的疼痛？

（1）是　　（2）否

2. 请您在下图中标出您的疼痛部位，并在疼痛最剧烈的部位画“×”。

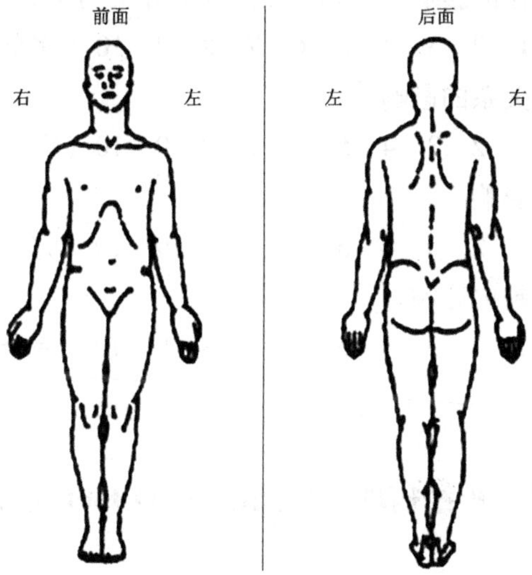
前面
右
左
后面
左
右

3. 请选择下面的一个数字，以表示过去24小时内您疼痛最剧烈的程度。

（不痛）0　1　2　3　4　5　6　7　8　9　10（最痛）

4. 请选择下面的一个数字，以表示过去24小时内您疼痛最轻微的程度。

（不痛）0　1　2　3　4　5　6　7　8　9　10（最痛）

5. 请选择下面的一个数字，以表示过去24小时内您疼痛的平均程度。

（不痛）0　1　2　3　4　5　6　7　8　9　10（最痛）

6. 请选择下面的一个数字，以表示您目前的疼痛程度。

（不痛）0　1　2　3　4　5　6　7　8　9　10（最痛）

7. 您希望接受何种药物或治疗来控制您的疼痛？

8. 在过去的 24 小时内，由于药物或治疗的作用，您的疼痛缓解了多少？请选择下面的一个百分数，以表示疼痛缓解的程度。

（完全没有缓解）0 10% 20% 30% 40% 50% 60% 70% 80% 90% 100%（完全缓解）

9. 请选择下面的一个数字，以表示过去 24 小时内疼痛对您的影响。

（1）对日常生活的影响。

（无影响）0 1 2 3 4 5 6 7 8 9 10（完全影响）

（2）对情绪的影响。

（无影响）0 1 2 3 4 5 6 7 8 9 10（完全影响）

（3）对行走能力的影响。

（无影响）0 1 2 3 4 5 6 7 8 9 10（完全影响）

（4）对日常工作的影响（包括外出工作和家务劳动）。

（无影响）0 1 2 3 4 5 6 7 8 9 10（完全影响）

（5）对与他人关系的影响。

（无影响）0 1 2 3 4 5 6 7 8 9 10（完全影响）

（6）对睡眠的影响。

（无影响）0 1 2 3 4 5 6 7 8 9 10（完全影响）

（7）对生活兴趣的影响。

（无影响）0 1 2 3 4 5 6 7 8 9 10（完全影响）

四、神经病理性疼痛筛查 ID Pain 量表

自测题	评分	
	是	否
您是否出现针刺般疼痛？	1	0
您是否出现烧灼样疼痛？	1	0
您是否出现麻木感？	1	0
您是否出现触电般疼痛？	1	0

续表

<table>
<tr><td colspan="3" rowspan="2">自测题</td><td colspan="5">评分</td></tr>
<tr><td colspan="3">是</td><td colspan="2">否</td></tr>
<tr><td colspan="3">您的疼痛是否会因为与衣服或床单触碰而加剧？</td><td colspan="3">1</td><td colspan="2">0</td></tr>
<tr><td colspan="3">您的疼痛是否只出现在关节部位？</td><td colspan="3">−1</td><td colspan="2">0</td></tr>
<tr><td colspan="3">总分</td><td colspan="5"></td></tr>
<tr><td colspan="8">结果分析</td></tr>
<tr><td>总分</td><td>−1</td><td>0</td><td>1</td><td>2</td><td>3</td><td>4</td><td>5</td></tr>
<tr><td>分析</td><td colspan="2">基本排除患神经病理性疼痛</td><td>不完全排除患神经病理性疼痛</td><td colspan="2">考虑患神经病理性疼痛</td><td colspan="2">高度考虑患神经病理性疼痛</td></tr>
</table>

ID Pain 是患者对疼痛病程、程度、分布、类型进行自评的神经病理性疼痛诊断量表。前 5 个问题回答“是”记 1 分，最后一个问题“您的疼痛是否只出现在关节部位？”回答“是”记−1 分，回答“否”不记分；最高分为 5 分，最低为−1 分。

−1 分~0 分：基本排除患神经病理性疼痛的可能性；

1 分：不完全排除患神经病理性疼痛的可能性；

2 分~3 分：考虑患神经病理性疼痛的可能性；

4 分~5 分：高度考虑患神经病理性疼痛的可能性。

ID Pain 是患者在初级治疗中应用的自测量表，可以增强患者的神经病理性疼痛防范意识，促进患者与临床医生之间的交流。ID Pain 量表可以较为准确地筛选出神经病理性疼痛。

五、跌倒风险临床判定方法表

<table>
<tr><td>跌倒风险等级</td><td>患者情况</td></tr>
<tr><td>低风险</td><td>患者昏迷或完全瘫痪</td></tr>
<tr><td>中风险</td><td>存在以下情况之一：
1. 过去 24 h 内患者曾有手术镇静史
2. 患者曾使用 2 种及以上高跌倒风险药物</td></tr>
</table>

续表

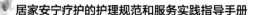

跌倒风险等级	患者情况
高风险	存在以下情况之一： 1. 患者的年龄≥80 岁 2. 患者住院前 6 个月内有 2 次及以上跌倒经历，或此次住院期间有跌倒经历 3. 患者存在步态不稳、下肢关节和/或肌肉疼痛、视力障碍等 4. 患者 6 小时内使用过镇静镇痛、安眠药物

Morse 跌倒风险评估量表

项目	评分标准	分值
跌倒史	无	0
	有	25
超过一个疾病诊断	无	0
	有	15
使用助行器具	没有需要/卧床休息/坐轮椅/护士帮助	0
	拐杖/手杖/助行器	15
	依扶家具	30
静脉输液	否	0
	是	20
步态	正常/卧床休息/轮椅	0
	虚弱	10
	受损	20
精神状态	正确评估自我能力	0
	高估自己能力/忘记自己受限制	15
注：分值>1 且<25 分为跌倒低风险，位于 25~45 分为跌倒中风险，>45 分为跌倒高风险。		

六、Braden压力性损伤风险评估量表

项目	评分			
	1分	2分	3分	4分
感觉	完全受限：因意识减退或使用镇静剂，对疼痛刺激没有反应（没有呻吟、退缩或紧握）或者绝大部分机体对疼痛的感觉受限	大部分受限：当接受到疼痛刺激时，只能用呻吟、躁动不安的方式表达机体不适；或者机体一半以上的部位对疼痛或不适的感觉受限	轻度受限：对口头指令有反应，但不是所有时间都能用语言表达不适感；或者有肢体障碍，机体的一到两个肢体对疼痛或不适的感觉受限	未受损害：对口头指令有反应，感觉知觉系统完好，能够准确表达疼痛或不适
潮湿度	持久潮湿：由于出汗、尿液等，皮肤总体呈潮湿状态，每当患者更换体位或翻身时均观察到潮湿	经常潮湿：皮肤经常但不总是处于潮湿状态，床单至少每8小时换一次	偶尔潮湿：大概每天需要额外换一次床单	很少潮湿：皮肤通常是经常保持干燥，只需按常规换床单即可
活动度	卧床不起：限制在床上	局限于椅：行动严重受限或无法站立，不能承受自身的重量，必须在协助下才能坐入椅子或轮椅内	偶尔步行：白天偶尔可短距离步行，有时需要协助，移动至床上和椅子上时需花费大量时间	经常步行：每天至少在房间外活动2次，日间每2小时在房间至少活动1次
移动能力	完全不能：在没有协助下，身体或四肢不能做任何甚至微小的改变	严重受限：偶尔做微小的身体或肢体位置的改变，但不能经常或独立做明显的移动	轻度受限：能经常独立地做微小的四肢或身体移动	无受限：不需要协助即可进行大范围的、频繁的体位改变
营养摄入	非常差：从未吃完1份饭，进食很少能超过1/3饭；未食用液体营养补充品；每天进食2次或2次以下蛋白质；无论个案是否接受静脉营养补充，持续以下任意情况5天以上：禁食或进食清流质食物	可能不足：很少吃完一份饭，通常只吃1/2份食物，每天的蛋白质摄入仅有3次供应的肉或乳制品；偶尔能进食辅食；或摄入的流质或鼻饲饮食低于最佳需要量	适当：大部分时间能进食半份以上食物，每天可吃完4次供应的蛋白质（肉、乳制品）；偶尔有一餐不吃，如果提供辅食通常会吃；或以鼻饲或全胃肠外营养而维持营养需求	良好：能进食整份饭菜，从来不拒绝食物；通常吃完4次或更多次提供的肉和乳制品，偶尔在正餐之间加餐，不需要辅食

续表

项目	评分			
	1分	2分	3分	4分
摩擦力及剪切力	有问题：需要中等或最大的协助来移动身体，坐在床上或椅子上经常会有下滑的现象，需要大力协助将患者拉起；身体僵直、挛缩、焦躁不安常导致摩擦力产生	潜在问题：自由地移动或需要很少的帮助，在移动时，皮肤可能与床单/座椅/约束带/或其他器械摩擦；相对来说，大部分时间能在椅子或床上保持良好的体位，偶尔会滑下来	无明显问题：可独立在床上或椅子上移动，移动时有足够的肌力可将身体抬高，坐在椅子或床上随时都能维持良好的体位	
判断标准： Braden 总分 23 分，15~16 分为低风险；13~14 分为中风险；10~12 分为高风险；≤9 分为极高风险				

七、心理痛苦评估量表

请在最符合您近一周所经历的平均痛苦水平的数字上画“○”。

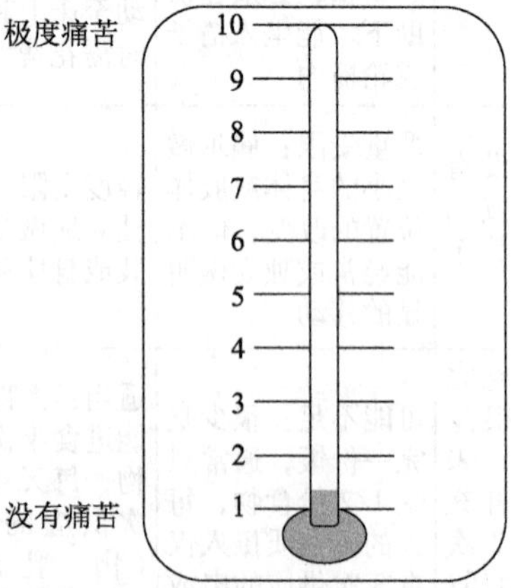
极度痛苦
10
9
8
7
6
5
4
3
2
1
没有痛苦

心理痛苦评估问题表

问题	相关因素	状态
躯体方面	外表改变	有□无□
	手术疤痕	有□无□
	沐浴/穿衣	有□无□
	呼吸状况	有□无□
	排尿改变	有□无□
	消化不良	有□无□
	记忆/注意力	有□无□
	口腔疼痛/溃疡	有□无□
	恶心/反胃	有□无□
	鼻腔干燥/充血	有□无□
	便秘	有□无□
	腹泻	有□无□
	进食	有□无□
	疲乏	有□无□
	肢体肿胀	有□无□
	发热	有□无□
	病后活动困难	有□无□
	疼痛	有□无□
	性欲/性功能	有□无□
	皮肤干燥/发痒	有□无□
	睡眠状况	有□无□
	手脚刺麻感	有□无□
	手臂活动困难	有□无□
	其他	
实际方面	照顾孩子	有□无□
	持家（料理家务）	有□无□
	家庭日常经济状况问题	有□无□
	医疗费用问题	有□无□

续表

问题	相关因素	状态
实际方面	外出交通不便	有□无□
	工作/学习	有□无□
	知识缺乏	有□无□
	日常生活被打乱	有□无□
情绪方面	抑郁	有□无□
	恐惧	有□无□
	悲伤	有□无□
	担心复发	有□无□
	忧愁	有□无□
	对日常活动失去兴趣	有□无□
	抱怨	有□无□
	易怒	有□无□
	心理脆弱	有□无□
	紧张	有□无□
	焦虑	有□无□
	内疚	有□无□
	孤独	有□无□
	害怕	有□无□
	依赖	有□无□
	无助感	有□无□
	社交困难	有□无□
	其他	
家庭方面	与配偶沟通	有□无□
	与父母沟通	有□无□
	与子女沟通	有□无□
	生育有无问题	有□无□
精神问题	–	有□无□

使用方法：逐个浏览每个分类下的所有项目，根据个人的具体情况，如果存在相应的问题，请在“有”的一栏上画“√”；如果不存在问题，请在“无”的一栏上画“√”。

注：指导患者在最符合他/她近一周所经历的平均痛苦水平的数字上做出标记，数值≥4 分，可参考心理痛苦评估问题表评估影响因素，患者需要转诊到精神科接受更细致的心理评估和治疗。

八、焦虑自评量表（SAS）

填表注意事项：焦虑自评量表有二十道题，每一题后有四个数字，1 表示没有或很少时间，2 表示少部分时间，3 表示相当多时间，4 表示绝大部分时间或全部时间。请仔细阅读每一题，把意思弄明白，然后根据您最近一星期的实际情况在适当的方格内画"√"。（请在 10 分钟内完成）

序号	题目	1	2	3	4
1	我觉得比平常容易紧张和着急				
2	我无缘无故地感到害怕				
3	我容易心里烦乱或觉得惊恐				
4	我觉得我可能将要发疯				
5	我觉得一切都不好，会发生什么不幸				
6	我手脚发抖发颤				
7	我因为头痛、头颈痛和背痛而苦恼				
8	我容易感觉衰弱和疲乏				
9	我觉得心烦，不能安静坐着				
10	我觉得心跳得很快				
11	我因为一阵阵头晕而苦恼				
12	我有晕倒发作或觉得要晕倒似的				
13	我觉得憋气，呼吸不畅				
14	我手脚麻木和刺痛				
15	我因为胃痛和消化不良而苦恼				
16	我常常要小便				
17	我的手常常是潮湿的				
18	我脸红发热				

续表

序号	题目	1	2	3	4
19	我不易入睡，并且一夜都睡得不好				
20	我做噩梦				
总分					

九、抑郁自评量表（SDS）

填表注意事项：下面有二十道题，每一题后有四个数字，1 表示没有或很少时间，2 表示少部分时间，3 表示相当多时间，4 表示绝大部分时间或全部时间。请仔细阅读每一题，把意思弄明白，然后根据您最近一星期的实际情况在适当的方格内画√。（请在 10 分钟内完成）

序号	题目	1	2	3	4
1	我觉得闷闷不乐，情绪低沉				
2	我觉得一天之中早晨最差				
3	我一阵阵哭出来或觉得想哭				
4	我晚上睡眠不好				
5	我吃得比平常少				
6	我与异性密切接触时没有以往愉快				
7	我发觉我的体重在下降				
8	我有便秘的苦恼				
9	我心跳比平时快				
10	我无缘无故地感到疲乏				
11	我的头脑没有平常清楚				
12	我觉得经常做的事情有困难				
13	我觉得不安而平静不下来				
14	我对将来不抱有希望				
15	我比平常容易生气激动				

续表

序号	题目	1	2	3	4
16	我觉得作出决定是困难的				
17	我觉得自己是个没用的人，没有人需要我				
18	我的生活过得很没意思				
19	我认为如果我死了，别人会生活得好些				
20	平常感兴趣的事我不再感兴趣				
总分					

十、功能状态评分表（KPS）

功能状态评分表（KPS）同时适用于住院和居家安宁疗护。

床号/地址：　　　姓名：　　　性别：　　　年龄：　　　住院号：　　　诊断结果：

序号	体力状况	评分
1	正常，无症状或体征	100 分
2	能进行正常活动，有轻微症状或体征	90 分
3	勉强进行正常活动，有一些症状或体征	80 分
4	生活能自理，但不能维持正常生活和工作	70 分
5	大部分生活能自理，但偶尔需要别人帮助	60 分
6	常常需要别人照顾和帮助	50 分
7	生活不能自理，需要特别照顾和帮助	40 分
8	生活严重不能自理	30 分
9	病重，需要住院和支持治疗	20 分
10	濒临死亡	10 分
11	死亡	0 分

注：KPS 评分，是 Karnofsky（卡氏，KPS，百分法）功能状态评分标准。得分越高，健康状况越好，越能忍受治疗给身体带来的副作用，因而也就有可能接受彻底的治疗。一般认为 Karnofsky 80 分以上为非依赖级（independent），即生活自理级。50~70 分为半依赖级（semi-independent），即生活半自理。50 分以下为依赖级（dependent），即生活需要别人帮助。大于 80 分者状态较好，存活期较长。得分越低，健康状况越差。

十一、姑息功能评分表（PPS）

姑息功能评分表（PPS）同时适用于住院和居家安宁疗护。

床号/地址：　　　　姓名：　　　性别：　　年龄：　　住院号：　　诊断结果：

序号	躯体活动	活动和疾病症状	自我护理	摄入	意识水平	评分
1	正常	活动正常 无疾病症状	正常	正常	正常	100 分
2	正常	活动正常 有疾病症状	正常	正常	正常	90 分
3	正常	活动受限 有疾病症状	正常	正常或减少	正常	80 分
4	活动减少	无法正常工作 有疾病症状	正常	正常或减少	正常	70 分
5	活动减少	无法做家务 重大疾病	偶尔护理 需要	正常或减少	正常 或混乱	60 分
6	以坐 或躺为主	无法做任何工作 广泛病变	持续护理 需要	正常或减少	正常 或混乱	50 分
7	半卧床	无法做任何工作 广泛病变	主要护理	正常或减少	正常 或嗜睡 或混乱	40 分
8	卧床	无法做任何工作 广泛病变	全程护理	减少	正常 或嗜睡 或混乱	30 分
9	卧床	无法做任何工作 广泛病变	全程护理	最小的啜饮	正常 或嗜睡 或混乱	20 分
10	卧床	无法做任何工作 广泛病变	全程护理	仅进行 口腔护理	嗜睡 或昏迷	10 分
11	死亡	-	-	-		0 分

注：此量表是对 KPS 的优化改进。该量表考虑了躯体活动、活动和疾病症状、自我护理、摄入及意识水平等。得分≤60 分预测生存期小于 6 个月；得分≤40 分预测生存期小于 3 个月。

十二、姑息预后指数评分（PPI）

序号	功能状况	具体情况	评分（分）	得分（分）
1	Palliative Performance Scale（PPS）得分	10　20	4	
		30　40　50	2.5	
		≥60	0	
2	进食量	几乎不进食	2.5	
		进食量减少	1	
		进食量正常	0	
3	水肿	有	1	
		无	0	
4	静息时呼吸困难	有	1	
		无	0	
5	谵妄	有	4	
		无	0	
总分			0~15	

评分标准：
PPI 总分>6 分，预计生存期小于 3 周；
PPI 总分>4 分，预计生存期小于 6 周；
PPI 总分≤4 分，预计生存期大于 6 周。

十三、姑息预后评分（PAP）

序号	功能状况/症状	具体情况	评分（分）	得分（分）
1	呼吸困难	无	0	
		有	1	

续表

序号	功能状况/症状	具体情况	评分（分）	得分（分）
2	厌食	无	0	
		有	1.5	
3	KPS 评分	≥30	0	
		≤20	2.5	
4	临床生存期预测（周）	12 周以上	0	
		11~12	2.0	
		9~10	2.5	
		7~8	2.5	
		5~6	4.5	
		3~4	6.0	
		1~2	8.5	
5	白细胞计数（＊109/L）	正常（4.8~8.5）	0	
		升高（8.6~11）	0.5	
		明显升高（>11）	1.5	
6	淋巴细胞（%）	正常（20~40）	0	
		降低（12~19.9）	1.0	
		明显降低（<11.9）	2.5	
7	胆碱酯酶	正常（4000~10000）	0	
		降低（2000~3999）	1.0	
		明显降低（<2000）	2.5	
8	前白蛋白	正常（0.17~0.42）	0	
		降低（0.07~0.16）	1.0	
		明显降低（<0.07）	2.5	
总分			0~22.5	

评价标准：
PAP 得分为 0~7.5 分，患者的 30 天生存概率大于 70%；
PAP 得分为 7.6~15 分，患者的 30 天生存概率为 30%~70%；
PAP 得分为 15.1~22.5 分，患者的 30 天生存概率小于 30%。

十四、埃德蒙顿症状评估量表

状态极好	程度	状态极差
无疼痛	0　1　2　3　4　5　6　7　8　9　10	极度疼痛
不疲倦	0　1　2　3　4　5　6　7　8　9　10	极度疲倦
不恶心	0　1　2　3　4　5　6　7　8　9　10	极度恶心
不抑郁	0　1　2　3　4　5　6　7　8　9　10	极度抑郁
不焦虑	0　1　2　3　4　5　6　7　8　9　10	极度焦虑
不瞌睡	0　1　2　3　4　5　6　7　8　9　10	极度瞌睡
食欲极好	0　1　2　3　4　5　6　7　8　9　10	食欲极差
感觉生活质量极佳	0　1　2　3　4　5　6　7　8　9　10	感觉生活质量极差
不瘙痒	0　1　2　3　4　5　6　7　8　9　10	极度瘙痒
无气急	0　1　2　3　4　5　6　7　8　9　10	极度气急
其他问题	0　1　2　3　4　5　6　7　8　9　10	
使用方法：在程度一栏中圈出最能描述最近 24 小时个人状态的数字。 注：量表采用数字评分法，每个症状的评分范围为 0 分～10 分，0 分表示无症状，10 分表示所能想到的最严重的程度。患者选择一个数字表达自己的主观感受，数字越大表示该症状越严重。1 分～3 分为轻度，4 分～6 分为中度，7 分～9 分为重度。		

十五、癌症患者生命质量测定量表

生理状况	评分				
	0	1	2	3	4
我精神不好					
我感到恶心					
我身体不好，我满足家庭的需要有困难					

续表

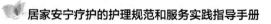

生理状况	评分				
	0	1	2	3	4
我感到疼痛					
治疗的副作用使我感到烦恼					
我觉得病了					
我因病被迫卧床休息					
社会/家庭状况	0	1	2	3	4
我和朋友们很亲近					
我在感情上得到家人的支持					
我得到朋友的支持					
我的家人已经能证实我患病这一事实					
我满意家人间对我疾病的沟通方式					
我与自己的配偶（或给我主要支持的人）很亲近					
我对自己的性生活感到满意　□不愿回答					
情感状况	0	1	2	3	4
我感到悲伤					
我对自己处理疾病的方式感到满意					
在与疾病的抗争中，我越来越感到绝望					
我感到紧张					
我担心可能会死亡					
我担心自己的病情会恶化					
功能状况	0	1	2	3	4
我能够工作（包括在家里工作）					
我的工作（或在家的工作）令我有成就感					
我能够享受生活					
我能面对自己的疾病					
我睡得很好					
我在享受我常做的娱乐活动					
我对现在的生活质量感到满意					
每个条目均采用五级评分法，从0~4分别为“一点也不”“有一点”“有些”“相当”“非常”。各维度相加得分为总量表得分，得分越高表示生活质量越好。					

参考文献

［1］国家卫生计生委关于印发全国护理事业发展规划（2016-2020 年）的通知［EB/OL］.（2016-11-24）［2024-02-10］. http：//www. nhc. gov. cn/cms-search/xxgk/getManuscriptXxgk. htm? id=92b2e8f8cc644a899e9d0fd572aefef3.

［2］国家卫生计生委关于印发安宁疗护中心基本标准和管理规范（试行）的通知［EB/OL］.（2017-02-09）［2024-02-10］. http：//www. nhc. gov. cn/yzygj/s3593/201702/2f50fdc62fa84cdd9d9a09d5162a661f. shtml.

［3］国家卫生计生委办公厅关于印发安宁疗护实践指南（试行）的通知［EB/OL］.（2017-02-09）［2024-02-10］. http：//www. nhc. gov. cn/cms-search/xxgk/getManuscriptXxgk. htm? id=83797c0261a94781b158dbd76666b717.

［4］国家卫生健康委办公厅关于开展第二批安宁疗护试点工作的通知［EB/OL］.（2019-12-05）［2024-02-10］. http：//www. nhc. gov. cn/lljks/s7785/201912/efe3ed3d9dce4f519bc7bba7997b59d8. shtml

［5］陆宇晗. 我国安宁疗护的现状及发展方向［J］. 中华护理杂志，2017，52（6）：659-664.

［6］曾文捷，许魏华，姚惠英. 基层医院临终关怀科优质护理与人文关怀模式研究［J］. 实用临床护理学电子杂志，2016，1（5）：1-2，5.

［7］王颖丽，陈风华，唐秋平，等. 晚期肿瘤患者居家“宁养”服务的实践与思考［J］. 中国全科医学，2010，13（28）：3195-3197.

［8］葛楠，曲璇，宁晓红，等. 舒缓医学继续教育需求的初步调查［J］. 中国医学科学院学报，2018，40（3）：390-394.

［9］岳林，张雷. 我国临终关怀的特点及其发展展望［J］. 护士进修杂志，2011，26（2）：117-119.

［10］刘昊. 安宁疗护分级诊疗模式的探讨［J］. 医学与哲学，2022，43（23）：25-28.

［11］许湘华，谌永毅，肖亚洲，等．安宁疗护家庭会议专家共识［J］．中华护理杂志，2023，58（13）：1541-1544.

［12］Thorn H，Uhrenfeldt L. Experiences of non-specialist nurses caring for patients and their significant others undergoing transitions during palliative end-of-life cancer care：a systematic review［J］. JBI database of systematic reviews and implementation reports，2017，15（6）：1711-1746.

［13］Smets T，Pivodic L，Piers R，et al. The palliative care knowledge of nursing home staff：The EU FP7 PACE cross-sectional survey in 322 nursing homes in six European countries［J］. Palliative medicine，2018，32（9）：1487-1497.

［14］Dowling M J，Payne C，Larkin P，et al. Does an Interactive，teleconference-delivered，palliative care lecture series improve nursing home staff confidence?［J］. Journal of palliative medicine，2020，23（2）：179-183.

［15］Cox A，Arber A，Bailey F，et al. Developing，implementing and evaluating an end of life care intervention［J］. Nursing older people，2017，29（1）：27-35.

［16］Pituch K，Halsey M，Keefer P，et al. E03-D multi-disciplinary pediatric end-of-life training improves staff preparedness and lessens staff distress［J］. Journal of pain and symptom management，2016，52（6）：40-41.

［17］Levine S，O'Mahony S，Baron A，et al. Training the workforce：description of a longitudinal interdisciplinary education and mentoring program in palliative care［J］. Journal of pain and symptom management，2017，53（4）：728-737.

［18］Ferrell B，Virani R，Paice J A，et al. Evaluation of palliative care nursing education seminars［J］. European journal of oncology nursing，2010，14（1）：74-79.

［19］Malloy P，Paice J，Virani R，et al. End-of-life nursing education consortium：5 years of educating graduate nursing faculty in excellent palliative care［J］. Journal of professional nursing，2008，24（6）：352-357.

［20］Osman H，Shrestha S，Temin S，et al. Palliative care in the global setting：ASCO resource-stratified practice guideline summary［J］. Journal of oncology practice，2018，14（7）：431-436.

后 记

通过现场验证研究，本书创立了合理可行且符合国情、社情的居家安宁疗护专科护理服务方案。该方案包括建立居家安宁疗护护理模式、服务规范、服务流程、照护规范、患者评估标准、知情同意制度、病程记录、信息存档要求。本书为构建居家安宁疗护专科护理服务提供了实践基础，制定了巡视护理模式和服务实践规范。

本书有助于基层医院（社区、乡镇）制定居家安宁疗护专科护士培训方案，可以帮助护士掌握居家安宁疗护的基础理论、专科知识和护理操作技能，补足居家安宁疗护护理服务规范的薄弱环节，提升专科护士的服务水平，将创建特色安宁疗护模式与专科护士的专业生涯发展相结合，巩固和促进基层医院护理队伍的可持续发展。在政策规定和经济条件允许的情况下，居家安宁疗护专业护理服务团队可根据市场需求延伸服务链，拓展服务面，要求居家安宁疗护照护服务专科护士根据服务对象的时间提供服务，最终令服务对象满意；完善基层医疗卫生机构的居家安宁疗护服务（最后一公里）；明确基层医护团队专业技能（特色）发展目标；推动家庭医生签约推广工作朝着深入可持续发展（社会和经济效益良性循环）的目标前进。

本书制定了居家安宁疗护巡视护理的具体操作规范，提出了社区居家安宁疗护患者收住标准和收住地应具备的基础条件；制定了居家安宁疗护医疗巡视护理工作规范和制度；建立了居家安宁疗护医疗巡视护理的流程（尤其是镇痛管理、症状护理等）、操作规范和注意事项；推动了传统医学适宜技术应用；制定了患者死亡后现场处理操作流程，居家安宁疗护分级诊疗、转介及家庭会议规范，以及居家安宁疗护医疗护理项目和非医疗照护服务项目的收费标准与沟通告知要求；创建了农村地区安宁疗护居家服务模式，提出了居家安宁疗护护士的培训方案；制定了居家安宁疗护患者家属的照护流程和指导培训文件。我们还对居家安宁疗护项目在社区和乡镇、不同区域的安宁疗护市场需求情况进行了调研，希望能够结合家庭医生签约制度推进居家安宁疗护服务，进一步推动居家安宁疗护特色服务的宣传教育工作，填补居家安宁疗护护理服务的空白。